NON SVIENI ALLA VISTA DEL SANGUE

Benvenuto in medicina!

Aristide Esplosivo

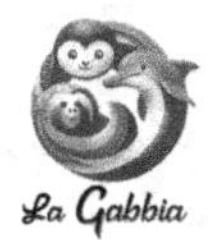

"Ricordati che il miglior medico è la natura: guarisce i due terzi delle malattie e non parla male dei colleghi."

Galeno

SOMMARIO

INTRODUZIONE

Cari aspiranti camici bianchi, è arrivato il momento di indossare il badge da studente e prepararvi a una fulminante iniezione di ironia medica! Perché questo non è un noioso manuale di anatomia, ma un vademecum esilarante per sopravvivere nel caotico mondo della medicina senza perdere la sanità mentale (o almeno fingere bene).

Se siete qui è perché non vi spaventa la vista del sangue, giusto? Ottimo, allora siete pronti a tuffarvi nelle mirabolanti avventure del dottor Oops e della sua sgangherata equipe, tra casi clinici da brivido, pazienti improbabili e situazioni talmente paradossali da sembrare uscite da un episodio di Dr. House.

Attenzione però: qui le diagnosi si fanno a colpi

di humor nero e nonsense, le terapie sono a base di risate e l'unica cura è prendersi meno sul serio. Perché se c'è una cosa che questo libro vuole insegnarvi è che per sopravvivere in corsia bisogna saper ridere di tutto, anche di se stessi.

Pensate di farcela a restare impassibili mentre il prof. Sburone vi spiega con dovizia di particolari l'affascinante mondo della proctologia? Riuscirete a non scompisciarvi quando l'impettita dottoressa Furbizia verrà chiamata d'urgenza per un paziente con... indovinate un po'... un termometro incastrato lì dove non batte il sole? E che dire dell'immancabile lezione di anatomia durante la quale il dottor Senzapaura, con nonchalance, dissezionerà un... Ehm, non vogliamo certo rovinarvi la sorpresa!

Ma non è tutto ciò che bolle in questo fantasmagorico calderone medico. Imparerete trucchetti ed astuzie per interpretar lo strano linguaggio dei camici bianchi, tra improbabili sigle e scrittura illeggibile. Scoprirete i segreti più reconditi che si nascondono nei meandri degli ospedali, luoghi tanto affascinanti quanto inquietanti. E alla fine, quando anche voi indosserete il camice bianco, sarete pronti ad affrontare le più pazze situazioni che solo la medicina può offrire.

Perché sia che dobbiate estrarre un oggetto misterioso dalle viscere di un paziente, trovarvi di fronte ad una scritta in codice scarabocchiata su una ricetta o ritrovarvi circondati da specializzandi zombie dopo tre notti insonni, saprete sempre come reagire con un sorriso (o almeno sarà quello che racconterete ai colleghi il giorno dopo).

In questo libro potrete attingere a piene mani da paradossali aneddoti, improbabili teorie mediche del passato e un po' di sana irriverenza per arrivare preparati al grande giorno: il momento in cui, camice immacolato e stetoscopio luccicante, metterete piede in reparto come dottori provetti, pronti a curare, a strappare un sorriso, ma soprattutto a non farvi sopraffare dalla vista dell'ennesimo paziente con...

Oops, stavamo per rovinarvi un altro colpo di scena!

Perché il segreto è tutto lì, in quell'attimo in cui, faccia a faccia con la malattia, dovrete scegliere se piangere o ridere. E voi, cari aspiranti dottori, siete ormai pronti achinarvi e ridere, per poi rialzarvi e continuare a curare con il sorriso sulle labbra e la battuta pronta.

Allora, indossate il camice e preparatevi a tuffarvi in reparto insieme al dottor Oops e la sua scalmanata equipe! Qui vi aspettano avventure esilaranti, risate a crepapelle e tanti, tanti fluidi corporei. Non è uno scherzo, è la cruda e grottesca realtà della medicina, quella che non vi hanno mai raccontato sui libri! Noi non vi avvertiremo quando arrivano le parti più disgustose, ma tranquilli: se supererete questo test senza svenire, vorrà dire che siete pronti a indossare il camice bianco.

E allora, ci siete o vi siete già ritirati in infermeria con la scusa di un mal di stomaco? Forza, il camice vi aspetta! Il dottor Oops non vede l'ora di avervi al suo fianco in reparto...

Lui ha già preparato l'allegro camice anti-schizzo per voi!

I - DAL SANGUINAMENTO AL SELFIE:

Una breve (e irreverente) storia della medicina

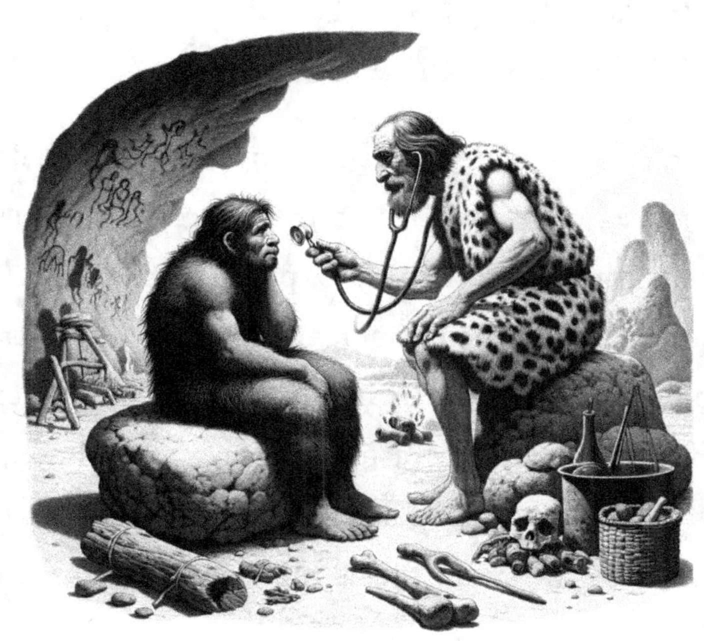

Questo primo capitolo è un'ode alla storia della medicina, un viaggio irriverente e spassoso che ci mostra come, nonostante i progressi, alcuni aspetti della medicina rimangano immutati nel tempo: la curiosità, la determinazione e, naturalmente, un pizzico di follia.

Nei tempi antichi: Dove tutto inizia (e a volte finisce)

Eccoci nell'età della pietra, dove il medico del villaggio, con la sua laurea in guarigione ottenuta forse in un sogno mistico o, più probabilmente, al mercato nero delle pozioni, era l'unico baluardo tra voi e quel fastidioso mal di testa che poteva, con un po' di sfortuna, trasformarsi in una cerimonia funebre. Allora, la medicina era un'arte esotica, un mix di incantesimi e spezie rubate dalla cucina, e il successo di un trattamento era tanto una questione di fortuna quanto di competenza.

Immaginate scene dove una folla ansiosa osserva un guaritore danzare intorno a un fuoco, mormorando parole arcane e agitando oggetti misteriosi (che, tra noi, erano probabilmente solo ossa di pollo colorate). Il paziente giaceva lì, sperando in un miracolo, o almeno in un rapido sollievo dai dolori. La medicina in questi tempi non era esattamente una scienza; era più una forma di arte interpretativa dove la diagnosi era tanto affidabile quanto l'oroscopo del giorno.

Non dimentichiamo i fantastici rimedi che quest'epoca ci ha lasciato. Avete mal di denti? Probabilmente è un verme dei denti, ovviamente. La soluzione? Forse un incantesimo, o forse solo un buon vecchio estrattore di denti (senza anestesia, per aggiungere quel pizzico di avventura). E se avevate la sfortuna di soffrire di mal di testa, beh, c'era sempre la trapanazione, un buco nella testa per lasciar uscire gli spiriti maligni. Chi ha bisogno di aspirine quando si può avere un foro nella scatola cranica, vero?

Poi c'erano le pozioni, miscugli di erbe, radici, e a volte ingredienti che non vorreste nemmeno sapere, bolliti in un calderone che probabilmente era stato usato per cucinare la cena la sera prima. E la bellezza di queste pozioni era che nessuno sapeva davvero cosa facessero; il che, se ci pensate, aggiungeva un certo elemento di sorpresa a ogni cura.

Ma non è tutto! C'erano anche i rituali per scacciare gli spiriti. Perché, ovviamente, ogni malattia era causata da uno spirito maligno o da una maledizione lanciata dall'invidioso del villaggio accanto. E quale modo migliore per combattere queste minacce soprannaturali se non con canti, balli e, se eri davvero fortunato, una piccola offerta agli Dei (niente di troppo costoso, solo il tuo miglior capro o, in tempi di magra, forse un paio di galline).

Questa era l'era in cui la linea tra medicina e magia era così sfumata da essere quasi inesistente. Dove la superstizione e la conoscenza andavano a braccetto, e dove il risultato di una cura era altrettanto incerto come il lancio di un dado. Ma, nonostante tutto, dobbiamo dare credito a questi antichi guaritori. Con le loro limitate conoscenze e risorse, hanno gettato le basi per quello che sarebbe diventato il complesso e sofisticato campo della medicina moderna. E se questo non è un miracolo, allora cos'è?

Il viaggio nella medicina antica, come avete potuto notare, è un esilarante, seppur leggermente inquietante, promemoria di quanto siamo fortunati oggi. Tra incantesimi per allontanare gli spiriti e pozioni che facevano più male che bene, questi coraggiosi antenati del campo medico hanno aperto la strada, a tentoni e con qualche passo falso, verso la scienza medica che conosciamo e ammiriamo oggi. E per questo, non possiamo fare a meno di guardarli con un misto di ammirazione, gratitudine e, naturalmente, una buona dose di ilarità.

L'era dei salassi: Quando meno è meglio (o forse no)

Il Medioevo, un'epoca affascinante in cui la medicina era un po' meno "medicina" e un po' più "ehi, hai troppo sangue, lascia che ti aiuti con quello". Sì, cari lettori, questa era l'età d'oro dei salassi, una pratica tanto amata quanto, beh, totalmente inefficace. Ma non diciamolo troppo forte, non vorremmo offendere i medici medievali che credevano fermamente nel potere curativo di un buon vecchio sanguinamento.

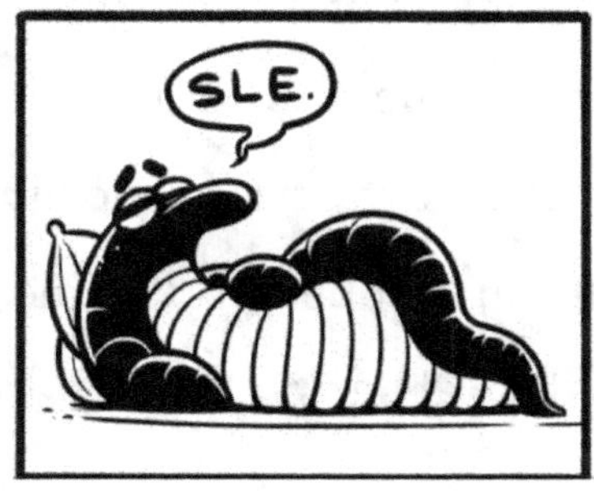

In quei tempi, se avevi il raffreddore, un'emicrania, o anche solo un brutto giorno, la soluzione era semplice: togli un po' di sangue. E non in modo metaforico. Parliamo di sanguisughe affamate (le stelle del rock della medicina medievale), lame affilate e una convinzione incrollabile che, se stavi male, era sicuramente perché avevi troppo sangue nel corpo. Logico, no?

Le sanguisughe erano come le aspirine di oggi, usate per curare praticamente tutto. Mal di testa? Sanguisughe. Febbre? Sanguisughe. Mal d'amore? Beh, magari non 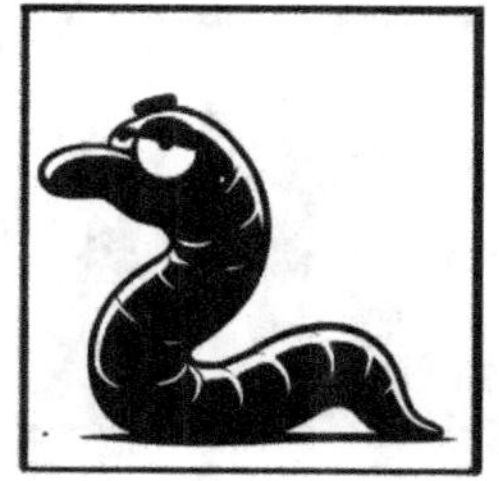 sanguisughe, ma probabilmente qualcuno ci ha provato. E non dimentichiamoci dell'aspetto glamour di avere queste piccole creature attaccate al corpo. Niente dice "sono alla moda" come un paio di sanguisughe che succhiano il tuo sangue.

Ma i salassi non erano solo sanguisughe. Oh no, eravamo più creativi di così. C'erano incisioni, tagli, e una varietà di strumenti che oggi potrebbero essere esposti in un museo delle torture piuttosto che in una farmacia. E la parte migliore? Non avevi bisogno di una vera ragione per un salasso. Ti sentivi giù? Salasso. Volevi prevenire una malattia? Salasso. Era martedì? Salasso. Era una soluzione adatta a ogni caso, il che era comodo, anche se terribilmente sbagliato sotto quasi ogni punto di vista medico.

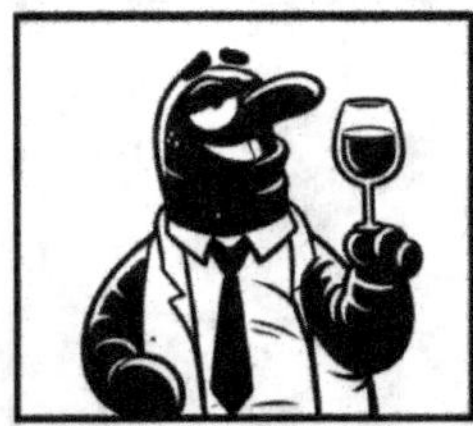

E poi c'era la teoria dei quattro umori, una specie di guida all'autoaiuto medievale per spiegare perché ti sentivi male. Sangue, flemma, bile nera e bile gialla – sembra il menu di una cena che preferiresti saltare, vero? Se uno di questi era fuori equilibrio, indovina un po'? Era ora di un salasso. Era come dire: "Mi sento triste, deve essere la bile nera. Meglio togliere un po' di sangue per equilibrare le cose". Semplice, elegante e assolutamente privo di senso scientifico.

Ma non possiamo biasimare i nostri antenati. Con le conoscenze e gli strumenti che avevano, i salassi sembravano una buona idea. E d'altronde, chi tra noi non ha seguito una moda discutibile? Sì, forse non abbiamo rischiato l'anemia per un paio di jeans a zampa, ma chi siamo noi per giudicare?

L'era dei salassi è un brillante esempio di come, a volte, la medicina sia più un'arte che una scienza. Un'arte un po' macabra, 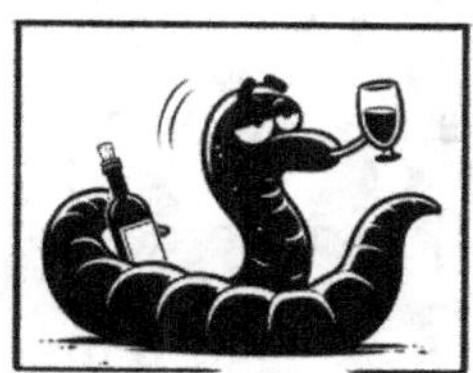 forse, ma pur sempre un'arte. Oggi possiamo ridere dei metodi bizzarri e delle teorie strampalate, ma in fondo, è grazie a queste sperimentazioni audaci (e un po' folli) che la medicina è progredita. Quindi, la prossima volta che vedete una sanguisuga, ricordatevi di ringraziarla per il suo contributo alla storia della medicina. O, sapete, semplicemente scappate nella direzione opposta. Entrambe le reazioni sono perfettamente comprensibili.

La rivoluzione scientifica: Da alchimisti a quasi scienziati

Fra una risata e l'altra eccoci giunti alla Rivoluzione Scientifica! Quell'epoca magica in cui la medicina ha iniziato a scuotersi di dosso il mantello della magia e dell'alchimia per indossare, seppur timidamente, il camice della scienza. Addio, pozioni misteriose e incantesimi incomprensibili; benvenuti, esperimenti pericolosi e teorie spesso sbagliate, ma almeno tentativi di ragionamento logico. Un progresso? Assolutamente! Divertente? Come non mai!

Immaginate un mondo in cui i medici, stanchi di affidarsi ai capricci degli Dei o all'umore delle stelle, iniziano a chiedersi: "E se, invece di pregare, provassimo a capire cosa sta effettivamente succedendo nel corpo umano?" Rivoluzionario, vero? E così, con la stessa energia di un bambino che smonta il suo giocattolo preferito per vedere come funziona, la medicina inizia la sua trasformazione.

Il periodo era pieno di figure che erano metà scienziato, metà avventuriero, e completamente privo di senso del pericolo. Pensate a uomini che si iniettavano ogni sorta di sostanza, solo per vedere cosa succedeva. "Oh, un nuovo veleno di serpente? Iniettiamolo e prendiamo appunti!" Questo era il loro spirito, una mescolanza di curiosità insaziabile e una totale mancanza di protocolli di sicurezza.

Le autopsie, una volta considerate un tabù, ora diventate il nuovo hobby alla moda per ogni aspirante medico. "Cosa c'è dentro il corpo umano? Non lo sappiamo, ma stiamo per scoprirlo!" E così, con un entusiasmo che oggi potrebbe essere considerato leggermente macabro, iniziarono a esplorare l'interno del corpo umano con un misto di meraviglia scientifica e, a volte, una precisione discutibile.

Non dimentichiamo le prime macchine per il trattamento dei disturbi mentali. Macchinari che oggi sarebbero probabilmente esposti in un museo dell'orrore piuttosto che in un ospedale. "Sei depresso? Forse questa macchina che ti scuote violentemente per un'ora ti farà sentire meglio!" Ovviamente, l'efficacia era discutibile, ma l'intenzione era, in qualche modo, nella giusta direzione.

E la chirurgia? Quell'arte nobile trasformata in un esperimento di "taglia e spera". Anestesia? Un lusso! Velocità e coraggio erano la chiave. "Rimuovere una gamba in meno di cinque minuti? Sfida accettata!" Sì, la sopravvivenza del paziente era importante, ma ammettiamolo, anche la velocità contava.

Ma il bello della Rivoluzione Scientifica non era solo l'audacia di questi pionieri, era il loro indomito ottimismo. Ogni fallimento era visto come un passo verso il successo, ogni incidente un'opportunità di apprendimento (a meno che non fossi il paziente, ovviamente). Era un'epoca di eroi della medicina, di uomini e donne che, con pochi strumenti e molta determinazione, hanno iniziato a tracciare il cammino che ci ha portato alla medicina moderna.

Questo periodo è stato un momento cruciale,

un'epoca di transizione da un approccio quasi magico della medicina a qualcosa che inizia a somigliare vagamente a ciò che conosciamo oggi. Un periodo esilarante, se visto attraverso il prisma dell'umorismo, ma anche incredibilmente importante. Perché senza questi audaci esploratori del corpo umano, senza i loro esperimenti folli e le loro teorie a volte bizzarre, la medicina moderna non sarebbe ciò che è oggi. E per questo, non possiamo fare a meno di guardare indietro con un sorriso, riconoscendo la grandezza di chi ci ha preceduto.

Il XX secolo:
Tra guerre e penicillina

Un'epoca in cui la medicina, come un adolescente ribelle, ha deciso di farsi strada a gomitate tra le vecchie teorie e le superstizioni per abbracciare la scienza moderna. Questo è il secolo in cui la medicina si è finalmente messa gli occhiali (metaforicamente parlando) e ha detto: "Ok, diamoci una regolata con le pozioni e le sanguisughe, proviamo a fare qualcosa di scientificamente sensato". E così è iniziato un viaggio emozionante, a volte sconnesso, ma sempre avvincente.

Prima di tutto, dobbiamo parlare delle Guerre Mondiali. Sì, quegli orribili periodi di sofferenza umana, dove ogni giorno era come una puntata di "Chi sopravviverà?". Ma, stranamente, questi furono anche tempi di incredibili progressi medici. Nulla stimola l'innovazione come la necessità di non lasciare che i tuoi soldati muoiano sul campo. Tra le trincee insanguinate e gli ospedali da campo, la medicina ha fatto salti da gigante, dallo sviluppo di nuovi metodi chirurgici a tecniche di primo soccorso che probabilmente hanno salvato più vite che tutta la medicina precedente messa insieme.

E poi, come un fulmine a ciel sereno, arriva la

penicillina.

> *Oh, penicillina, tu regina degli antibiotici,*
> *tu salvatrice di vite,*
> *tu... prodotto di una coltura di muffe.*

Sì, perché ricordiamoci che la penicillina fu scoperta grazie a una ciotola di Petri dimenticata e un po' di muffa fortunata. Se questo non è un esempio perfetto di "fortuna cieca", non so cosa lo sia. La penicillina ha rivoluzionato il trattamento delle infezioni, trasformando malattie un tempo mortali in poco più che un fastidio. Una scoperta così grande che il suo scopritore, Alexander Fleming, probabilmente non ha mai dovuto pagare un drink per il resto della sua vita.

Non dimentichiamo anche l'ascesa della psichiatria moderna. Sì, quel campo affascinante dove si è passati da "Sei triste? Evidentemente sei posseduto" a "Sei triste? Parliamone". La psichiatria ha iniziato a guardare alla mente umana non come a una scatola nera impenetrabile, ma come a qualcosa che poteva essere compreso, analizzato e, sperabilmente, guarito. Un passaggio da non sottovalutare, specialmente se consideriamo che le terapie precedenti includevano cose come l'elettroshock per curare un po' tutto, dalla depressione al mal di testa.

Il ventesimo secolo ha anche visto l'ascesa dei vaccini. Un'idea così semplice; eppure, così geniale: "Iniettiamo una versione indebolita della malattia per prevenirla". Una mossa audace, che ha trasformato epidemie mortali in note a piè di pagina nei libri di storia. E tutto questo grazie a medici che hanno pensato: "Sai cosa? Iniettiamo virus nelle persone. Cosa potrebbe andare storto?"

Il ventesimo secolo è stato come un'adolescenza ribelle per la medicina. Un periodo di crescita rapida, di cambiamenti tumultuosi e di incredibili innovazioni. È stato il secolo in cui la medicina ha finalmente alzato gli occhi dai libri di magia e ha iniziato a guardare al microscopio e alla provetta. E per quanto sia stato un viaggio accidentato, è stato anche incredibilmente fruttuoso. Grazie a questo secolo di pazzia, progresso e penicillina, oggi possiamo goderci una salute migliore e una vita più lunga. E tutto questo, ricordiamolo, partendo da una ciotola di Petri sporca e un po' di muffa fortunata. Chi l'avrebbe mai detto?

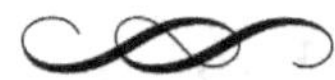

Medicina moderna: Robot, DNA e selfie in sala operatoria

Alla fine del nostro viaggio arriva il XXI secolo (non mamma... quella è un'altra serie), dove la medicina ha finalmente raggiunto l'età adulta, ma come ogni buon adulto, non ha completamente abbandonato le sue stranezze adolescenziali. Questa è l'era in cui la tecnologia ha fatto un ingresso trionfale, trasformando la medicina in una specie di film di fantascienza, solo che con meno alieni e più burocrazia.

Prima di tutto, dobbiamo parlare dei robot. Sì, i robot! Chi avrebbe mai pensato che un giorno avremmo avuto macchine a fare interventi chirurgici? Eppure, qui siamo, con robot che hanno più precisione di un chirurgo in una giornata buona e senza tremori da caffeina. Queste meraviglie della tecnologia possono eseguire tagli più precisi di un sushi chef stellato, il tutto mentre il vero chirurgo è comodamente seduto a controllare tutto da una console, come se stesse giocando al simulatore di chirurgia più avanzato del mondo. Ah, il futuro!

Ma non è tutto oro quello che luccica. Con l'avvento dei robot, sono arrivate anche le sfide. Come la lotta per decidere chi sia il vero chirurgo: l'umano o la macchina? E non dimentichiamoci dei problemi tecnici. "Ah, scusate, dobbiamo rimandare l'operazione, il robot ha deciso di fare l'aggiornamento del software proprio ora." Davvero rassicurante, no?

Il DNA, il codice della vita, la nostra mappa

genetica personale. Grazie alla genetica moderna, ora possiamo fare cose che una volta erano relegate ai libri di fantascienza. Modificare geni, curare malattie a livello molecolare, e persino scegliere il colore degli occhi del bambino (anche se questo è ancora un po' controverso, per non parlare dell'etica). La genetica ha aperto un mondo di possibilità, e con esso un intero universo di dibattiti etici. "Dovremmo fare questo?" è diventato una domanda molto più complicata di "Possiamo fare questo?"

E infine, non possiamo dimenticare l'importanza dei social media in medicina moderna. Sì, perché cosa c'è di meglio dopo un'operazione riuscita che un bel selfie in sala operatoria? Ora, oltre a salvare vite, i medici devono essere anche esperti di Instagram, perché se non lo posti, è come se non fosse mai successo, giusto? E poi, come potrebbero i pazienti sapere quanto sei bravo se non vedono le tue foto con i pollici in su davanti a un paziente ancora sotto anestesia?

Oggi la medicina moderna è un meraviglioso mix di scienza avanzata, etica complicata e un pizzico di vanità dai social media. È un campo in continua evoluzione, dove ogni giorno porta nuove scoperte, nuove sfide e nuovi hashtag. E, in fondo, non è questo il bello della medicina? Un campo dove il progresso è costante, l'innovazione è la norma e un robot potrebbe essere il tuo prossimo chirurgo. Benvenuti nel futuro, dove la salute è importante, ma un buon selfie non fa mai male.

II - IL SANGUE È SOLO L'INIZIO

Un'ode ai fluidi corporei

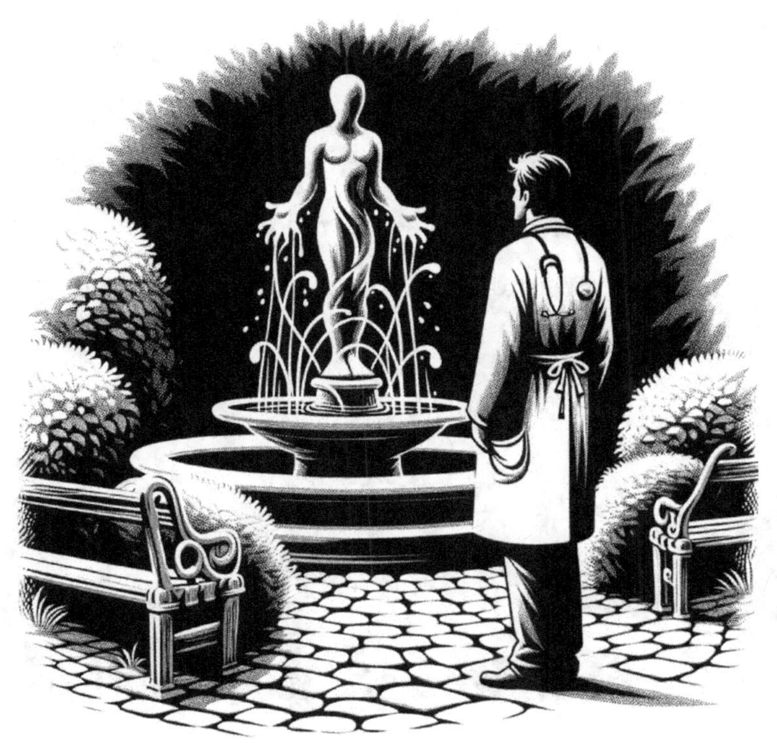

Avrai già capito che se non ti piace vedere del sangue puoi cambiare mestiere... o facoltà. Ma il sangue non è di certo l'unico fluido con cui un medico avrà a che fare, in questo capitolo, ci addentreremo nei territori meno esplorati e spesso mal compresi del corpo umano. Preparatevi sarà una celebrazione di ciò che è viscido, acido, e talvolta maleodorante, ma assolutamente essenziale per la nostra sopravvivenza. Allacciate le cinture per una cavalcata attraverso i fluidi corporei che definiscono in modo unico la pratica medica. Un percorso che, promettiamo, sarà tanto educativo quanto... olfattivamente stimolante.

Sangue:

L'inizio di una sfilata di orrore

Accogliamo il sangue, la prima star della nostra

parata di fluidi corporei, che entra in scena con tutta la pompa e la circostanza di un'opera lirica in pieno melodramma. Il sangue, quel liquido rosso e arrogante che scorre nelle nostre vene come un vino pregiato, solo che nessuno vuole davvero bere. Il sangue è come quell'ospite alla festa che non puoi ignorare: troppo importante per essere trascurato, ma a volte così drammatico che desideri poterlo fare.

Immaginate il sangue come il Leonardo DiCaprio dei fluidi corporei: affascinante, indispensabile e protagonista di ogni scena in cui appare. È quello che ottiene tutti i riflettori, dai film horror alle tragedie romantiche in cui "solo una goccia di sangue può salvare il mondo". Ma, come in ogni buon film, il sangue ha anche un lato oscuro, un lato che non vedi nelle cartoline romantiche: può essere piuttosto fastidioso.

Pensateci: il sangue è così drammatico che non appena fa la sua comparsa, tutti perdono la testa. "Oh no, sangue! Chiama subito un medico, un prete, un barista!" E il povero sangue, che sta solo cercando di fare il suo lavoro, viene trattato come un intruso. È come se la sua sola apparizione gridasse "Codice Rosso! Siamo nel bel mezzo di un film di Tarantino!"

Ma non lasciatevi ingannare dal suo fascino esteriore. Il sangue è molto più di un semplice liquido rosso. È un complesso cocktail di cellule, proteine e misteri. Ha più compiti da svolgere che un assistente personale di una celebrità: trasporta ossigeno, nutre i tessuti, si occupa dei rifiuti... praticamente è il sistema logistico del tuo corpo, solo che invece di camion usa vene e arterie. E non dimentichiamo la sua abilità nel coagulare. Se il sangue fosse una persona, sarebbe quel tipo che sa fare tutto, ma che nessuno vuole davvero intorno quando inizia a fare i suoi "trucchetti".

E poi ci sono le sanguisughe, fan numero uno del sangue. Le sanguisughe amano il sangue più di quanto un influencer ami i suoi follower. Questi piccoli vampiri non-morti sono stati i primi ad apprezzare il sangue per quello che è: un fluido vitale che ha il potere di curare (o almeno così credevano nel Medioevo). Oggi, le sanguisughe sono

più fuori moda di un paio di pantaloni a zampa, ma un tempo erano all'avanguardia della medicina.

Il sangue è un po' come quel protagonista nei film che non puoi fare a meno di amare, anche se ogni tanto ti fa venire voglia di strapparti i capelli. È indispensabile, complicato, e senza di esso, beh, saremmo tutti in un bel guaio. Quindi, la prossima volta che lo vedi, ricorda di dargli il suo meritato applauso, ma forse non avvicinarti troppo. Dopotutto, è sangue: è fatto per essere ammirato da lontano, preferibilmente dall'interno del corpo.

Il mucchio meraviglioso:
Muco e catarro

Signore e signori, ora passiamo a un fluido che non è da meno in termini di drammatizzazione: il muco. Questa sostanza gelatinosa, che potrebbe facilmente essere scambiata per un esperimento di cucina andato male, è in realtà un eroe non celebrato del corpo umano. Immaginate il muco come quel cugino fastidioso delle riunioni di famiglia: nessuno vuole davvero vederlo, ma in qualche modo finisce sempre per essere il centro dell'attenzione.

Il muco è una sorta di portiere di un esclusivo club chiamato "Il tuo corpo". Sei un batterio, un virus, o un qualsiasi altro tipo di infiltrato non invitato? Il muco è lì per dirti: "Non sulla mia lista, amico". Questo fluido appiccicoso è la prima linea di difesa contro gli invasori, catturandoli nella sua rete viscosa come una versione biologica di Spider-Man. Solo che invece di lanciare ragnatele, lancia... beh, muco.

Ma non fermiamoci qui. Il muco ha anche la capacità di trasformarsi. Sì, come un attore metodi, il muco può diventare catarro. E cosa può essere più divertente che parlare di catarro? È il muco che ha deciso di fare il grande salto, di diventare più denso, più colorato, e diciamocelo, più disgustoso. Il catarro è come il muco che ha deciso di andare in palestra: è più grosso, più forte e molto più difficile da ignorare.

Ora, chi di noi non ha avuto il piacere di fare la conoscenza del catarro durante un raffreddore? È quel compagno di viaggio che nessuno ha invitato ma che decide di restare. E quando arriva il momento di liberarsene, ecco che entra in scena la più grande invenzione dell'umanità: il fazzoletto. Un semplice pezzo di carta che diventa un campo di battaglia tra uomo e muco.

Ma il muco non è solo un nemico da combattere. È anche un fedele alleato. Pensate a tutte quelle volte in cui vi ha salvato da inalare polvere, polline o altre particelle irritanti. Senza il muco, ogni respiro sarebbe una sfida, ogni inalazione un'avventura pericolosa. Il muco è come quel bodyguard che non sa quando smettere: protegge, ma a volte un po' troppo.

Avrete ormai compreso che il muco e il catarro sono molto più di semplici fluidi corporei. Sono custodi, difensori e, a volte, irritanti intrusi. La prossima volta che vi ritrovate a combattere contro di loro, ricordate che stanno solo cercando di fare il loro lavoro. E se anche il loro modo di aiutarci è un po' appiccicoso e scomodo, in fondo, è il pensiero che conta. Quindi, la prossima volta che vi soffiate il naso, prendetevi un momento per ringraziare quel mucchio meraviglioso per tutto ciò che fa. Poi, ovviamente, gettate il fazzoletto e lavatevi le mani. Perché, sebbene possiamo apprezzare il muco, non c'è motivo di portarselo appresso tutto il giorno.

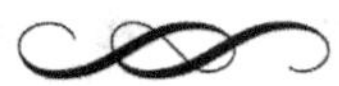

Succo gastrico:
L'acido che fa girare il mondo

Siamo giunti nel meraviglioso mondo del succo

gastrico, il fluido che potrebbe facilmente essere scambiato per un ingrediente di una pozione di strega, ma che in realtà è più simile a un supereroe in miniatura del tuo sistema digestivo. Il succo gastrico è come quel vicino rumoroso che non smette mai di lavorare, ma che in qualche modo riesce a mantenere tutto in ordine. Senza di lui, il tuo hamburger preferito sarebbe poco più di un intruso indesiderato nel tuo stomaco.

Pensate al succo gastrico come ad un cocktail esotico, solo che invece di frutta e ombrellini, è composto da acido cloridrico e enzimi. Sì, avete sentito bene: acido cloridrico, la stessa roba che veniva usato nelle lezioni di chimica al liceo per dimostrare reazioni spettacolari. Solo che, nel vostro stomaco, questo acido non è lì per divertire un'aula di studenti annoiati, ma per spezzettare il cibo in piccoli pezzi gestibili.

Il succo gastrico è un lavoratore instancabile. È lì, giorno e notte, occupandosi di ogni tipo di cibo che decidi di ingoiare. Che si tratti di una bistecca, un'insalata o quel pezzo di torta che "non avresti davvero dovuto mangiare", il succo gastrico è pronto a entrare in azione. È come uno chef impazzito che non vede l'ora di ridurre in purea tutto ciò che gli passi.

Ma non è tutto rose e fiori nel mondo dei succhi gastrici. A volte, questo fluido può diventare un po' troppo entusiasta nel suo lavoro, provocando quella sensazione tanto familiare quanto sgradevole nota come bruciore di stomaco. È come se i succhi gastrici. dicessero: "Mi piace così tanto lavorare che penso di uscire un po' dallo stomaco per dare un'occhiata in giro". E così, quel coraggioso fluido inizia il suo viaggio verso l'esofago, provocando una sensazione che nessuno ha mai chiesto.

Non dimentichiamoci dei rutti. Quei piccoli doni aromatici che il succo gastrico ci lascia di tanto in tanto. Ogni volta che emetti un rutto, è in parte grazie al succo gastrico che sta lavorando sodo nel tuo stomaco. È come se fosse il suo modo di dire: "Ehi, guarda cosa ho fatto! Non è fantastico?" E, sebbene possiamo non apprezzare sempre questi regali sonori, dobbiamo ammettere che senza di loro, staremmo molto peggio.

In conclusione, i succhi gastrici sono un eroe sottovalutato del corpo umano. Un fluido potente, un po' aggressivo, ma assolutamente essenziale. La prossima volta che ti trovi a masticare il tuo piatto preferito, prenditi un momento per apprezzare quel piccolo bagno di acido che sta avvenendo nel tuo stomaco. E ricorda: anche se a volte può essere un po' troppo zelante nel suo lavoro, senza i succhi gastrici, la tua vita sarebbe molto meno gustosa. Quindi, ecco a te, succo gastrico: il nostro eroe acido, il custode del nostro stomaco e il regista non celebrato di ogni pasto.

Brindiamo (con cautela) a te!

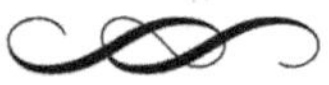

L'inconfondibile aroma dell'urea:

Benvenuti nel mondo dell'urina

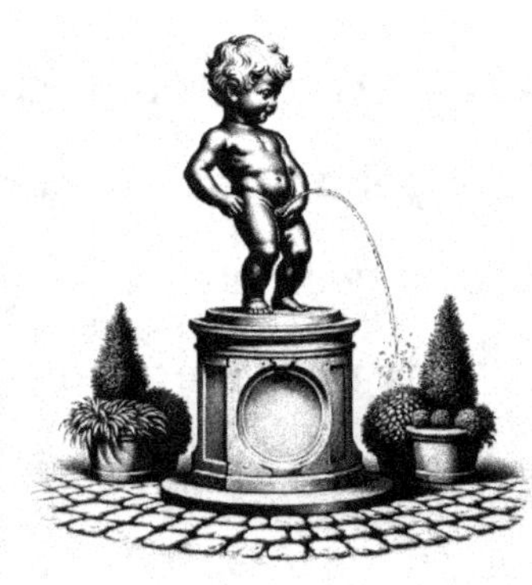

Eccoci a parlare dell'urina, quel fluido giallo dorato che ha il potere di trasformare ogni adulto in un bambino che ride alle battute da bagno. L'urina è come quel familiare un po' imbarazzante che tutti abbiamo: è sempre lì, a volte la ignori, ma non puoi negare la sua presenza. E quando si fa notare, beh, è impossibile ignorarla.

Pensate all'urina come al tabloid del corpo. È piena di pettegolezzi: racconta cosa hai mangiato, quanto hai bevuto, e se hai fatto qualche scelta discutibile riguardo alla tua salute. È come un piccolo investigatore privato giallo che riporta tutto ciò che avviene nel tuo corpo. "Ah, ho visto che hai avuto un appuntamento con un sacco di caffè oggi, ehm?" dice l'urina, mentre tu cerchi di nascondere il tuo quinto bicchiere vuoto.

Ma l'urina non è solo una fonte di gossip corporeo, è anche un'artista. Sì, un'artista. Ha una tavolozza di colori che va dal giallo pallido al marrone, a seconda di quanto sei idratato o di quanto il tuo fegato sia arrabbiato con te. Ogni visita al bagno è come un'esposizione d'arte, dove l'urina presenta la sua ultima creazione. "E per la mostra di oggi, abbiamo un delizioso giallo paglierino, con sfumature di ambra, a testimonianza di quella birra di troppo di ieri sera."

E poi c'è l'odore. Il bouquet dell'urea, quell'aroma pungente che può trasformare un semplice viaggio in bagno in una sfida sensoriale. È come se l'urina volesse assicurarsi che non solo la vedi, ma che la ricordi anche. "Non dimenticarmi," sussurra, mentre lasci il bagno con gli occhi lacrimanti.

Non dimentichiamo anche la sua capacità di essere un barometro per la tua salute. L'urina è come un medico in miniatura che ti fa il check-up ogni giorno. "Oggi sembri un po' disidratato," commenta, o "Ehi, forse dovresti tagliare un po' di sale." È un promemoria costante che il tuo corpo è una macchina complessa che ha bisogno di attenzione, anche se a volte la forma di quella attenzione è leggermente meno che elegante.

L'urina è molto più di un semplice rifiuto del corpo. È un narratore, un artista, un medico e, a volte, un comico involontario. La prossima volta che ti trovi davanti al gabinetto, prenditi un momento per apprezzare questo fluido straordinario. E ricorda, anche se può essere oggetto di barzellette da bagno, l'urina è uno dei più fedeli alleati della tua salute. Quindi, ecco a te, urina: il fluido che non smette

mai di raccontare storie, di cambiare colore e di farci ricordare che, alla fine, siamo tutti solo esseri umani con un bisogno molto umano. Brindiamo (con un bicchiere d'acqua, per cortesia) alla tua salute e alla tua inestimabile capacità di tenere il nostro corpo in equilibrio, un viaggio alla volta!

I fluidi che non avresti mai voluto conoscere

E ora, signore e signori, entriamo in quel territorio oscuro e misterioso del corpo umano: i fluidi di cui nessuno parla a cena, ma che ogni medico deve conoscere e, ahimè, spesso incontrare. Benvenuti nel mondo esotico dei fluidi corporei meno celebri, ma non per questo meno intriganti (o disgustosi).

Il fluido cerebrospinale, quel liquido chiaro che avvolge il cervello e il midollo spinale come un mantello protettivo. Pensate a esso come al sistema di sicurezza del vostro sistema nervoso centrale. È lì per ammortizzare i colpi, per proteggere il vostro prezioso cervello da tutto ciò che la vita gli lancia contro, che si tratti di un calcio involontario durante una partita di calcetto o del trauma di ascoltare le ultime hit estive per l'ennesima volta. Il fluido cerebrospinale è come un bodyguard trasparente, silenzioso ma sempre presente, pronto a difendere il vostro cervello da ogni scossone.

Il pus, quel fluido giallastro che fa la sua comparsa ogni volta che il corpo decide di combattere una battaglia contro un'infezione. Il pus è come il trofeo di guerra del tuo sistema immunitario: un mix di cellule immunitarie, batteri morti (e sì, a volte vinti) e fluido tissutale. È la prova che il tuo corpo sta lavorando sodo, anche se il risultato è... beh, meno che piacevole. Pensate al pus come a quel compagno di squadra un po' disordinato che fa il lavoro sporco, ma che nessuno vuole realmente abbracciare dopo la partita.

Il liquido sinoviale, l'olio motore delle vostre articolazioni. Questo fluido viscoso è ciò che consente alle vostre articolazioni di muoversi dolcemente, senza sfregamenti o scricchiolii. Ogni volta che piegate il ginocchio o ruotate la spalla, ringraziate il vostro liquido sinoviale per il suo silenzioso servizio. È come un meccanico invisibile che lubrifica le vostre articolazioni, assicurandosi che tutto funzioni come un orologio svizzero.

Il sudore delle ghiandole apocrine, quel sudore speciale che si trova in luoghi come le ascelle e che, a differenza del suo cugino più comune, porta con sé un aroma distintivo. Questo sudore è come il teenager ribelle del corpo, appare nelle situazioni meno opportune e ha sempre un odore forte da esprimere. È il tipo di sudore che ti fa dire: "Ah, quindi oggi è il giorno in cui decido di cambiare deodorante".

Questi fluidi meno conosciuti ma altrettanto

importanti sono gli eroi silenziosi (e talvolta odorosi) del nostro corpo. Lavorano dietro le quinte, mantenendo tutto in movimento, proteggendo, lubrificando e, a volte, solo facendosi notare. Quindi, la prossima volta che ti imbatte in uno di questi fluidi, sia in studio che in pratica, prenditi un momento per apprezzarne la bellezza nascosta. E ricorda, anche se possono non essere i protagonisti dello spettacolo, senza di loro, il corpo umano non sarebbe lo stesso. Quindi, bravi a voi, fluidi non celebrati: senza il vostro lavoro oscuro e umido, saremmo tutti un po' più secchi, un po' più rigidi e decisamente più infetti.

III - STEREOTIPI MEDICI

Tra mito e realtà scritta male

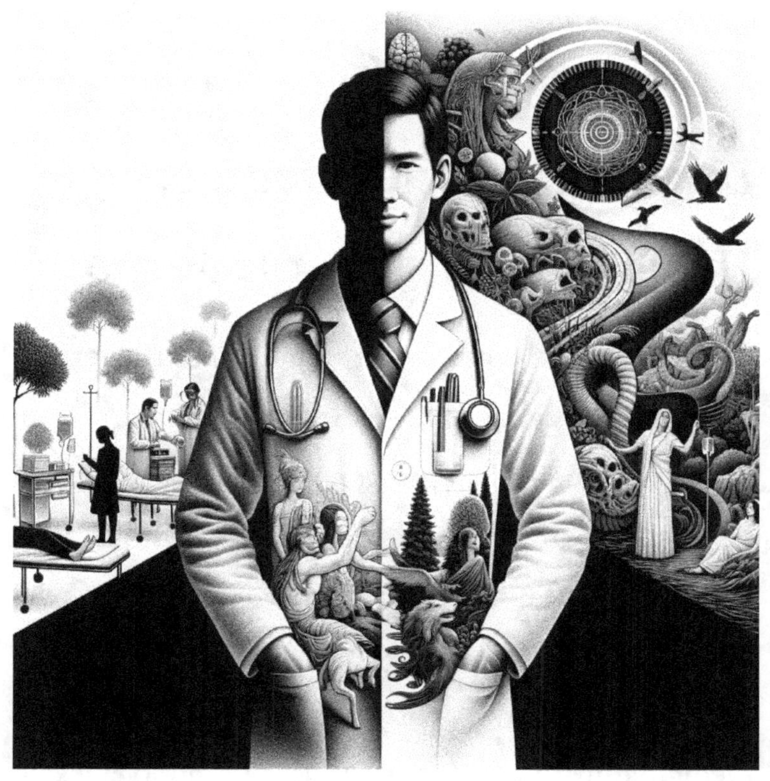

Preparatevi! In questo capitolo, faremo un viaggio attraverso i corridoi dei cliché medici, svelando con un pizzico di sarcasmo e una buona dose di realtà ciò che si nasconde dietro questi stereotipi. Preparati a ridere (e forse a imparare qualcosa) sui misteri e le idiosincrasie della vita medica.

La calligrafia del medico: Un codice da vinci moderno

Ci addentriamo con fare circospetto nel misterioso mondo della calligrafia medica, un enigma che ha perplesso gli studiosi per generazioni. La calligrafia del medico, quell'intricata forma d'arte che sfida le leggi della fisica, della grammatica e, oserei dire, del buon senso. È un fenomeno così diffuso che alcuni sospettano ci sia un corso segreto nella facoltà di medicina intitolato "Come scrivere in modo che solo gli dei possano decifrare".

Il primo giorno di scuola di medicina, ai neofiti viene consegnata una penna e detto: "Dimentica tutto ciò che sai sulla scrittura leggibile". Da quel momento in poi, inizia un viaggio nel creare un codice personale, un linguaggio cifrato che solo una manciata di farmacisti e altri medici possono sperare di interpretare. È una specie di Hogwarts per la scrittura, dove ogni ghirigoro è un incantesimo e ogni ricetta una pergamena magica.

Alcuni pensano che la calligrafia del medico sia un test di intelligenza per il farmacista. "Se riesci a leggere questo, meriti di lavorare qui." È una sorta di gioco di prestigio: "Ora 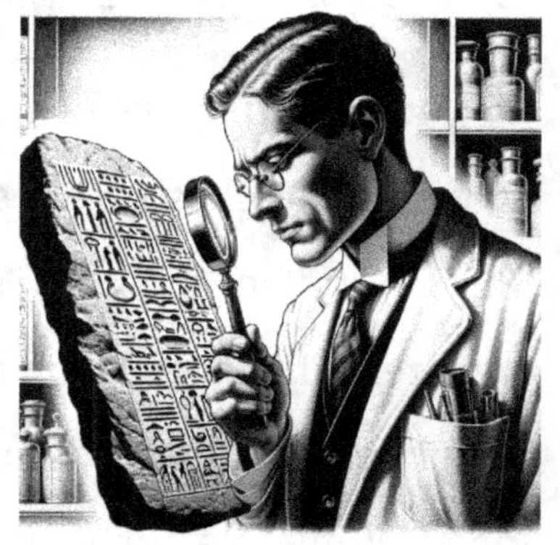 vedi la ricetta, ora no, ora... beh, buona fortuna nel capire cosa ho scritto". E il povero farmacista si trasforma in un archeologo, cercando di decifrare questi geroglifici moderni, sperando di non scambiare un diuretico per un antidepressivo.

Ma perché questa scrittura criptica? Si sussurra che sia una misura di sicurezza, un modo per evitare che le ricette vengano falsificate. Altri suggeriscono che sia il risultato di anni di appunti presi a velocità supersonica, una deformazione professionale indotta da lezioni noiose e turni in ospedale lunghi quanto una maratona. O forse è solo un modo per mantenere un alone di mistero: "Sono un medico, non un calligrafo."

C'è anche una teoria secondo cui la scrittura incomprensibile sia un test di umiltà per il paziente. "Sì, ho scritto qualcosa sulla tua salute, ma devi credere sulla parola a me e al farmacista." È un esercizio di fiducia: il medico scrive qualcosa di incomprensibile, il paziente annuisce saggiamente e il farmacista fa un tuffo nell'ignoto.

Senza dubbio la calligrafia del medico è una di quelle

tradizioni misteriose che definiscono la professione. È una danza tra leggibilità e cripticità, un gioco di prestigio che si svolge ogni giorno in studi medici e farmacie di tutto il mondo. Quindi, la prossima volta che ti trovi a impazzire su una ricetta, ricorda: non sei solo in questa lotta. Da qualche parte, c'è un farmacista che sta facendo lo stesso, chiedendosi se "q.d." significa "quattro volte al giorno" o "a quest'ora domani potresti essere un unicorno". Buona fortuna a tutti noi.

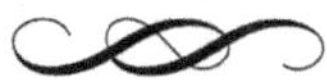

Caffè:

Il vero sangue di un medico

Ora, parliamo di una sostanza senza la quale la medicina moderna crollerebbe come un castello di carte: il caffè. Questa bevanda scura e amara è il vero carburante che alimenta il motore di ogni medico, il Santo Graal dell'ospedale. Il caffè per i medici è ciò che il nettare era per gli dèi dell'Olimpo, solo che invece di conferire immortalità, conferisce la capacità di funzionare dopo trentasei ore di turno.

Immaginate ogni reparto ospedaliero come una piccola Italia, dove il caffè scorre come acqua e il bar dell'ospedale è il nuovo Colosseo. I medici si radunano attorno alla macchinetta del caffè come intorno a un falò, condividendo storie di battaglie chirurgiche e diagnosi misteriose, tutto sotto l'influenza di quella magica bevanda nera. È una scena che riscalda il cuore, fino a quando non ti rendi conto che sono tutti lì solo per la loro dose di caffeina.

Il caffè in medicina non è solo una bevanda, è un rituale, un rito di passaggio. C'è un motivo per cui il primo dono di un reparto a un nuovo specializzando è una tazza personalizzata: è come dire, "Benvenuto nel club, ora sei uno di noi. Preparati a non dormire mai più." E il giovane medico guarda quella tazza con un misto di terrore e eccitazione, sapendo che da quel momento in poi, il caffè sarà il suo migliore amico e il suo peggiore nemico.

La dipendenza dal caffè in medicina è così radicata che alcuni sospettano che la vera ragione per cui i medici indossano camici bianchi sia per nascondere le macchie di caffè. È una tattica brillante, se ci pensate. "Oh, questa macchia? No, no, è solo un po' di... ehm, medicina sperimentale. Molto avanzata, non potresti capire."

E poi c'è l'effetto del caffè sulla personalità del medico. Prima del primo sorso, il medico è come un orso appena uscito dal letargo: confuso, un po' irritabile e decisamente non pronto per le interazioni umane. Ma dopo quel sorso magico, si trasforma: gli occhi si illuminano, il sorriso appare, e improvvisamente è pronto a salvare vite, o almeno a sembrare sveglio mentre lo fa.

Non dimentichiamo l'aspetto scientifico. La caffeina è un potente stimolante del sistema nervoso centrale, il che spiega perché i medici possono leggere un ECG alle tre del mattino con la stessa facilità con cui leggerebbero un menù del pranzo. È come se il caffè desse loro superpoteri, il superpotere di non cadere addormentati sul paziente.

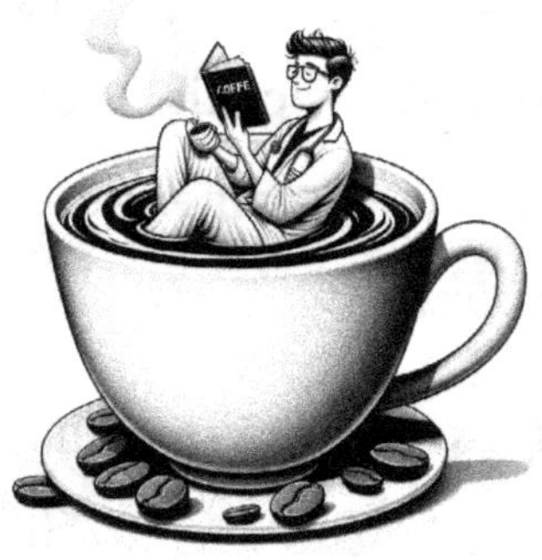

Il caffè in medicina è più di una semplice bevanda: è una cultura, una necessità, un abbraccio caldo in una fredda notte di turno. Quindi, la prossima volta che vedete un medico con una tazza di caffè in mano, sorridente nonostante le occhiaie profonde come crateri lunari, ricordate: senza quel caffè, quel sorriso potrebbe trasformarsi molto rapidamente in un pianto disperato. Salute a tutti i medici là fuori, che combattono la buona battaglia armati solo con il loro stetoscopio e una gigantesca tazza di caffè.

Il medico sempre di corsa: Un atleta olimpico in camice

Al terzo dei "nobili stereotipi" sui medici, affrontiamo ora una delle più grandi verità mediche: il medico è sempre di corsa, una specie di Usain Bolt in camice bianco. Sì, quei corridoi ospedalieri sono le piste olimpiche per i medici, dove ogni giorno si svolge una gara non ufficiale per vedere chi può muoversi più velocemente tra un paziente e l'altro senza trasformarsi in una macchia sfocata.

La velocità del medico è direttamente proporzionale al numero di pazienti in attesa e inversamente proporzionale alla quantità di caffè rimasta nella macchinetta. È una danza delicata, un balletto in cui ogni movimento è calcolato per massimizzare l'efficienza e minimizzare il tempo trascorso effettivamente fermi. Alcuni dicono che se guardi attentamente, puoi vedere una scia di documenti e camici bianchi fluttuare dietro di loro mentre corrono.

Ora, ci si potrebbe chiedere: perché questa fretta perpetua? Bene, ci sono diverse teorie. La prima è la teoria del "Se mi fermo, crollo". Secondo questa teoria, il movimento costante è l'unico modo per un medico di rimanere in uno stato di veglia semi-funzionale. È come se il loro corpo sapesse che, nel momento in cui si fermano, ogni molecola di caffeina perderà immediatamente il suo effetto, e crolleranno in un sonno profondo e inarrestabile.

Un'altra teoria è la famosa "Sindrome da Shopping di Natale". In questo scenario, ogni medico è come un genitore disperato alla ricerca dell'ultimo regalo prima della chiusura dei negozi il giorno della vigilia. C'è sempre un'altra cosa da fare, un altro paziente da vedere, un altro test da ordinare. E come in ogni buona corsa allo shopping natalizio, l'obiettivo è ottenere tutto prima che scada il tempo o che il paziente di turno inizi a canticchiare "Jingle Bells" per attirare l'attenzione.

Ma non dimentichiamo l'aspetto atletico di tutto ciò. I medici, con questa loro abitudine di correre, potrebbero facilmente qualificarsi per le Olimpiadi, se solo ci fosse una categoria per "Corsa con Cartella Clinica" o "Staffetta con Stetoscopio". Sarebbe uno spettacolo da vedere: un gruppo di medici in corsa, camici fluttuanti al vento, stetoscopi che ondeggiano pericolosamente, il tutto mentre cercano di evitare infermieri, pazienti e carrelli delle pulizie.

La prossima volta che vedete un medico correre nel corridoio, quindi, ricordate che è molto più di una semplice fretta. È un mix di resistenza, determinazione e una disperata necessità di non cadere addormentati in piedi. Quindi, applaudiamoli, questi atleti in camice, e forse lasciamogli una tazza di caffè lungo il percorso, come un piccolo ristoro. Dopotutto, chi ha bisogno delle Olimpiadi quando hai un turno in ospedale che è esso stesso una maratona?

Medici e il senso dell'umorismo:
Un ossimoro?

Il senso dell'umorismo dei medici, un argomento talmente vasto che potrebbe riempire interi libri... di psichiatria. I medici sono rinomati per il loro particolare "tipo" di humour, uno che trova il divertimento nel macabro, nell'assurdo e nell'incredibilmente specifico. Il loro umorismo è così peculiare che potrebbe essere classificato come una nuova forma di linguaggio, comprensibile solo da chi ha trascorso abbastanza tempo in camice bianco da capire la differenza tra un riso isterico e un attacco di panico.

Uno degli aspetti più deliziosi dell'umorismo medico è la sua tendenza al "dark humor". È quel tipo di umorismo che fa ridere i medici mentre il resto del mondo si chiede se dovrebbe essere preoccupato o chiamare la sicurezza. Una battuta sulle malattie infettive può essere l'equivalente medico di una barzelletta sui polli che attraversano la strada, ma con il piccolo extra di una possibile epidemia.

E poi c'è l'umorismo nato dalla stanchezza, un genere tutto suo. Dopo il ventesimo paziente consecutivo o la quarta notte insonne, il senso dell'umorismo del medico si trasforma. Diventa più surreale, più strano, quasi come se il cervello decidesse che, dato che non può dormire, potrebbe almeno divertirsi. In questi momenti, una semplice osservazione come "questo stetoscopio è freddo" può trasformarsi in una mezz'ora di risate incontrollate.

Non dimentichiamoci dell'umorismo involontario. Sì, quella meravigliosa categoria in cui i medici, senza nemmeno provare, diventano comici. Come quando un chirurgo, con la massima serietà, parla di "rimuovere una cosa piccola e insignificante" e si riferisce a un organo che la maggior parte delle persone preferirebbe tenere. O quando un pediatra descrive il temperamento di un bambino come "vivace", quando in realtà vuol dire "questo piccolo mostro ha appena lanciato il mio otoscopio nel cestino".

Ma forse il più grande esempio di umorismo medico è la capacità di trovare gioia nelle piccole cose. Come quando un set di analisi del sangue torna normale, e c'è un'onda di euforia che attraversa l'intero reparto. O quando un paziente finalmente capisce le istruzioni per un farmaco, e il medico si sente come se avesse appena vinto un premio Nobel.

Forse dopo questo paragrafo continuerete a non apprezzarlo ma saprete che l'umorismo dei medici è un mix complesso di cinismo, stanchezza, e di un profondo apprezzamento per l'assurdo della vita umana. È un umorismo che serve come valvola di sfogo, come un modo per affrontare le pressioni quotidiane di una professione che è tanto gratificante quanto sfiancante. Quindi, la prossima volta che sentite un medico fare una battuta che vi fa chiedere "dovrei ridere o essere preoccupato?", scegliete di ridere. È probabilmente ciò che stanno facendo loro.

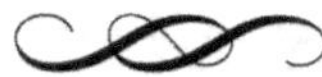

Il medico onnisciente: Mito o realtà?

Eccoci arrivati all'ultimo atto del nostro spettacolo, dove affrontiamo il mito del medico onnisciente, quella leggendaria creatura che, si dice, conosca ogni malattia, sindrome e farmaco mai esistito. Questa figura è tanto venerata quanto lo Yeti o il buon senso nella politica, spesso discussa ma raramente avvistata.

Iniziamo con un'ovvia constatazione: se il medico onnisciente esiste, si nasconde molto bene. Forse sotto un mucchio di riviste mediche non lette o dietro a un'armatura di camici bianchi non stirati. Vedete, il medico onnisciente è un po' come il genitore perfetto o il politico onesto: una bella idea, ma decisamente rara nella realtà.

Ma non fraintendetemi, i medici sanno un sacco di cose. Devono, altrimenti quegli anni di studi sarebbero stati spesi meglio imparando a fare origami o a suonare l'ukulele. Tuttavia, la quantità di informazioni che un medico deve sapere è talmente vasta che aspettarsi che li ricordino tutti è come aspettarsi che un barista ricordi ogni cocktail mai creato, inclusi quelli inventati da qualche cliente ubriaco.

La verità è che i medici sono umani, non

enciclopedie ambulanti. Hanno i loro punti di forza, le loro specialità e, naturalmente, i loro momenti di "Uh, dammi un secondo, devo controllare una cosa". Questi momenti sono l'equivalente medico di guardare sotto il letto quando non trovi le chiavi dell'auto. "Lo sapevo, ma dovevo solo confermare", dicono mentre cercano freneticamente su Google o sfogliano un manuale polveroso.

E poi ci sono le domande dei pazienti. Ah, le domande dei pazienti! "Dottore, ho letto su Internet che questo mal di testa potrebbe essere causato da un'antica maledizione egizia. È vero?" Il medico, con tutta la pazienza di un santo, sorride e risponde con una spiegazione calma e logica, mentre internamente si chiede se sia troppo tardi per una carriera nella panetteria.

Inoltre, c'è il mito che i medici siano infallibili, che non commettano mai errori. Ma lasciatemi dirvi un segreto: i medici sbagliano. Sì, proprio così. A volte mettono il camice al contrario, dimenticano dove hanno parcheggiato l'auto e, occasionalmente, devono fare una seconda ipotesi su una diagnosi. Sono come Sherlock Holmes, ma con meno cappelli strani e più lavaggi delle mani.

Il medico onnisciente è più un ideale a cui aspirare che una realtà quotidiana. È un obiettivo nobile, ma alla fine del giorno, i medici sono solo persone straordinarie che fanno del loro meglio con quello che hanno. Quindi, la prossima volta che vedete il vostro medico cercare qualcosa sul suo telefono o sfogliare un manuale, ricordate: anche gli eroi hanno bisogno di un promemoria ogni tanto. E questo non li rende meno eroici, solo più umani. E forse, alla fine, è proprio questa umanità che rende i medici così speciali.

IV - SOPRAVVIVERE ALLE LEZIONI DI MEDICINA

Senza auto-amputazioni

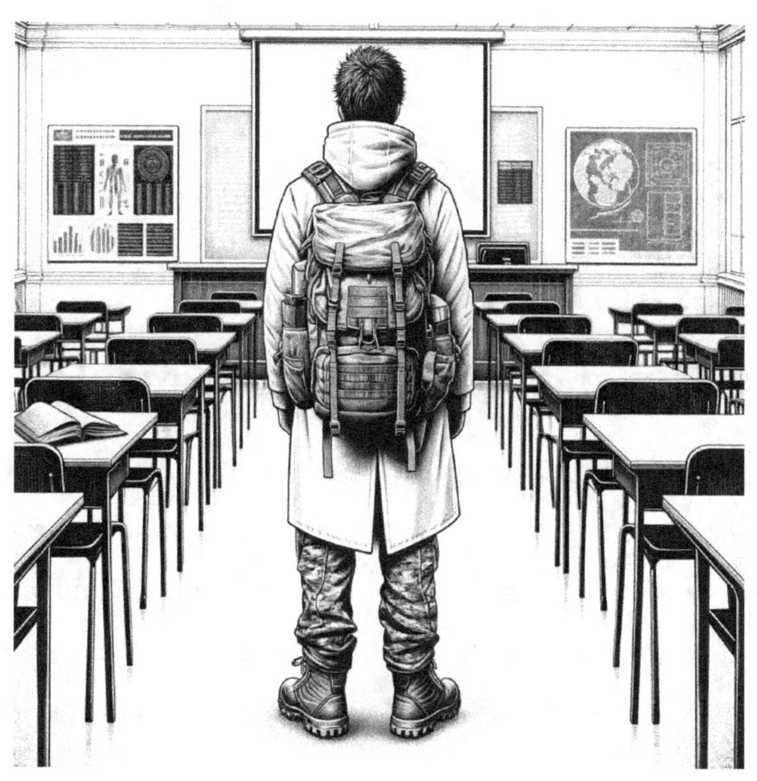

In questo capitolo, ci immergeremo nell'hilaritas e nella follia che è sopravvivere alle lezioni di medicina. Sarà un viaggio attraverso la noia, la disperazione e gli stratagemmi ingegnosi, dove ogni studente di medicina si trasforma in un guerriero, un artista e un sognatore, tutto per l'amore della scienza e la promessa di un futuro in cui, si spera, le conferenze saranno solo un lontano ricordo traumatico.

Lezioni noiose:
Un test di resistenza mentale

Quanto sono fantastiche le lezioni di medicina! Quel magico luogo dove il tempo non solo rallenta, ma a volte sembra andare indietro. Sedersi in un'aula di medicina durante una conferenza è un po' come entrare in un buco nero, dove ogni concetto di spazio

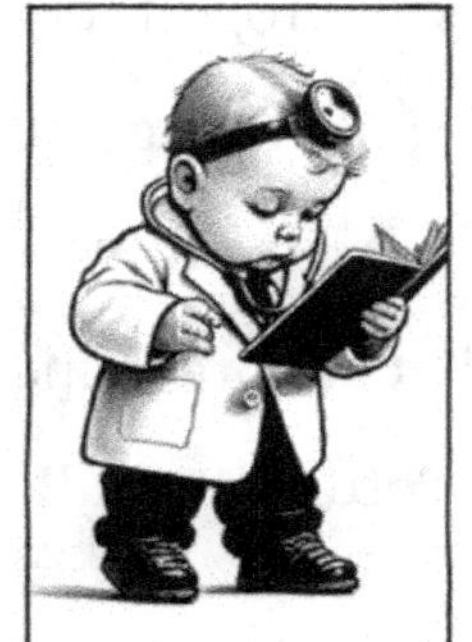 e tempo viene distorto. Ogni studente sa che entrare in aula è facile, ma uscirne è una prova di resistenza, ingegno e pura forza di volontà.

Immaginate una stanza piena di aspiranti medici, tutti armati di buone intenzioni e penne cariche, pronti a conquistare il mondo. Poi, il professore inizia a parlare, e lentamente, ma inesorabilmente, l'energia si dissolve come un effervescente in un bicchiere d'acqua. Dopo i primi dieci minuti, lo studente medio inizia a domandarsi se non sarebbe stato meglio dedicarsi alla coltivazione di bonsai o diventare un critico gastronomico.

Ora, la lotta contro la noia è una vera arte. C'è lo studente che cerca di mantenere viva l'attenzione leggendo e rileggendo lo stesso paragrafo, convinto che alla quinta lettura si rivelerà il segreto dell'universo. C'è quello che inizia a disegnare diagrammi così complessi che sembrano progetti per un razzo spaziale. E, naturalmente, c'è il coraggioso che tenta la tecnica del "chiudo gli occhi solo per un secondo", per poi svegliarsi mezz'ora dopo con un'improvvisa conoscenza approfondita sulle interfacce del sonno REM.

Ma non sottovalutiamo l'ingegnosità di questi studenti. Alcuni hanno sviluppato tecniche di sopravvivenza degne di un MacGyver della medicina. C'è chi 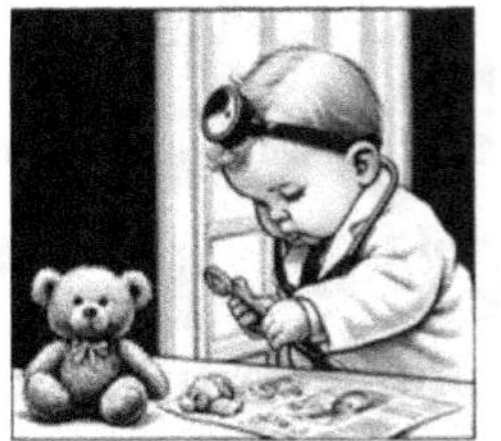 scrive appunti in codice Morse, chi crea poesie limerick basate sui sintomi della tubercolosi, e chi ha imparato a meditare a occhi aperti, raggiungendo uno stato di nirvana che anche il Dalai Lama invidierebbe.

E poi c'è il fenomeno della distrazione digitale. Grazie alla tecnologia, ora gli studenti possono simultaneamente ascoltare una lezione sull'anatomia del fegato mentre aggiornano il loro status su Facebook: "Sopravvivendo a un'altra conferenza. #MedSchoolLife #SendCoffee". È una multitasking che farebbe girare la testa a un polpo.

La verità è che queste lezioni sono un test di resistenza mentale. Un'esperienza che forgerà questi studenti in medici capaci di affrontare qualsiasi cosa, dalla diagnosi più complessa alla burocrazia ospedaliera più intricata. Dopotutto, se riesci a sopravvivere a una conferenza di tre ore sull'importanza delle unghie nel sistema tegumentario, sei pronto per quasi tutto. La prossima volta che vedete uno studente di medicina uscire da una conferenza con lo sguardo vitreo e un lieve tremito, offritegli un po' di compassione. Ricordate, hanno appena partecipato a una maratona mentale, una corsa di resistenza dove l'unico premio è l'uscita dall'aula e forse, solo forse, una comprensione più profonda della medicina. O almeno, è quello che si dicono per andare avanti.

L'arte di prendere appunti: Criptografia per principianti"

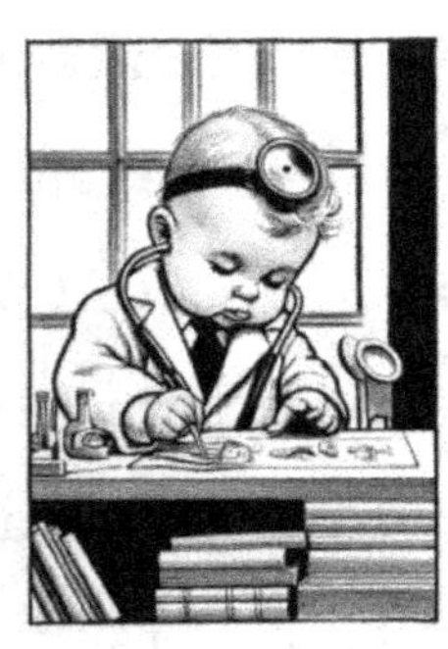

L'affascinante mondo della presa di appunti in medicina, una disciplina che potrebbe tranquillamente essere offerta come corso opzionale alla scuola di spionaggio. Qui, imparerai che prendere appunti durante le lezioni di medicina non è solo una questione di scrivere quello che senti; è più una sorta di incantesimo per trasformare parole umane in una forma di scrittura che sembra uscita da un antico manoscritto elfico.

Il primo passo per diventare un maestro della presa di appunti è accettare che non riuscirai mai a scrivere tutto. È fisicamente impossibile, a meno che tu non sia un cyborg dotato di digitazione superveloce.

Quindi, invece, gli studenti imparano l'arte di catturare solo l'essenza, un po' come un artista che dipinge una natura morta: non è necessario disegnare ogni mela, basta che il senso generale di "frutta" sia lì.

Poi, c'è la sfida di decifrare questi appunti settimane o mesi dopo, quando tutto ciò che hai è una serie di scarabocchi, diagrammi che assomigliano a mappe del tesoro, e parole chiave che al momento sembravano ovvie, ma ora sembrano indizi di un giallo. "Cosa intendevo con 'gatto + palla = mal di testa'? Era un caso clinico o l'inizio di una barzelletta?"

Gli appunti di uno studente di medicina sono anche un testamento alla loro crescente dipendenza dalla caffeina. Si può vedere chiaramente il momento della giornata in cui il caffè ha smesso di fare effetto: la scrittura che inizia in modo chiaro e deciso diventa sempre più tremolante e disperata, trasformandosi infine in una serie di scarabocchi che potrebbero essere stati scritti durante un terremoto.

Non dimentichiamo la creatività impiegata nella presa di appunti. Alcuni studenti utilizzano un sistema di colori così complesso che potrebbe essere usato per dirigere il traffico aereo. Ogni colore ha un significato, ogni sottolineatura e evidenziazione un'intenzione. È come se Picasso e Leonardo da Vinci avessero deciso di collaborare per prendere appunti su un caso di appendicite.

E poi ci sono le abbreviazioni, un aspetto fondamentale della presa di appunti in medicina. Gli studenti diventano così adepti in questo che a volte si dimenticano come si scrive in normale italiano. Un fenomeno divertente si verifica quando questi appunti vengono portati fuori dal contesto della medicina: "Scusa, puoi passarmi il... come si chiama? Ah, sì, il sale!"

Prendere appunti in medicina è un'arte, una scienza e una forma di sopravvivenza. È un'abilità che va oltre la mera scrittura; è un modo per codificare l'enorme quantità di informazioni che viene gettata su di te ogni giorno. Quindi, la prossima volta che vedi uno studente di medicina intento a scrivere freneticamente, ricorda che stanno facendo molto più che prendere semplici appunti: stanno traducendo il linguaggio della medicina in qualcosa che, con un po' di fortuna e un buon doppio espresso, potranno capire in futuro.

Combattere la sonnolenza: Strategie di sopravvivenza

Come non parlare della sonnolenza in aula, quell'antico nemico di ogni studente di medicina! Essa si insinua furtivamente, soprattutto durante quelle lezioni post-pranzo che sono più efficaci di una ninna nanna cantata da tua nonna. Combattere questa sonnolenza richiede più di un semplice spirito combattivo; richiede un arsenale di strategie che farebbero impallidire un generale di battaglia.

Iniziamo con la tecnica del *"Pizzicotto salvavita"*. Sì, stiamo parlando di quell'antica arte di pizzicarsi (discretamente, naturalmente) per provocare abbastanza dolore da tenere a bada il richiamo seducente del Morfeo. È un po' come essere il proprio allenatore motivazionale sadico. "Non dormire, tu puoi farcela! Ehi, stai cedendo? Ecco un pizzicotto per rimetterti in riga!" Chi ha bisogno di caffeina quando hai le unghie affilate di un falco?

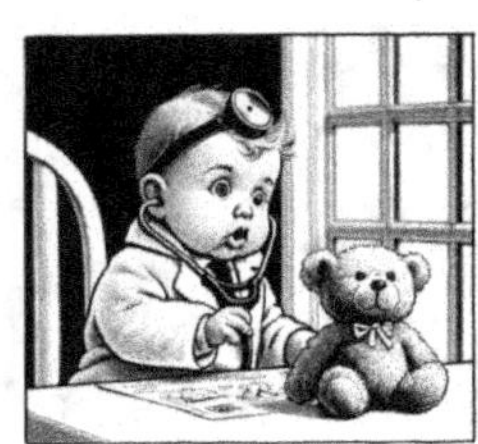

Poi c'è la tattica del *"Compagno di studio vigilante"*. Questo richiede un patto con un collega, preferibilmente uno con riflessi veloci e un'ottima mira. Ogni volta che uno di voi inizia a cedere, l'altro è pronto con un gomito amichevole o un calcetto sotto il tavolo. È come avere il tuo personale guardiano dell'attenzione, solo che invece di un angelo custode, è più un compagno di corso con tendenze violente.

Non dimentichiamo la "*danza discreta delle dita*". Una tecnica che coinvolge tamburellare le dita in un ritmo costante, creando una sorta di sinfonia personale che mantiene il cervello impegnato. È un po' come essere un DJ in una festa silenziosa; sei l'unico a sentire la musica, ma è sufficiente per tenerti sveglio. Bonus aggiunto: potresti scoprire un talento nascosto per la batteria.

Ma a volte, le situazioni richiedono misure drastiche, come la "*evasione mentale strategica*". Questo coinvolge far vagare la mente in luoghi più felici e interessanti, mentre una piccola parte del tuo cervello continua a registrare le parole del professore. È un po' come fare zapping tra un documentario sulla migrazione degli gnu e una partita di calcio; il tuo cervello salta da un'immagine mentale di te stesso che cavalca un unicorno a prendere appunti sulla fisiologia renale.

Infine, la risorsa finale, l'arma segreta: *"le previsioni meteo del sonno"*. Prima di ogni lezione, fai una stima di quanto sia probabile che tu ti addormenti. Se le probabilità superano il 50%, è il momento di tirare fuori il grande 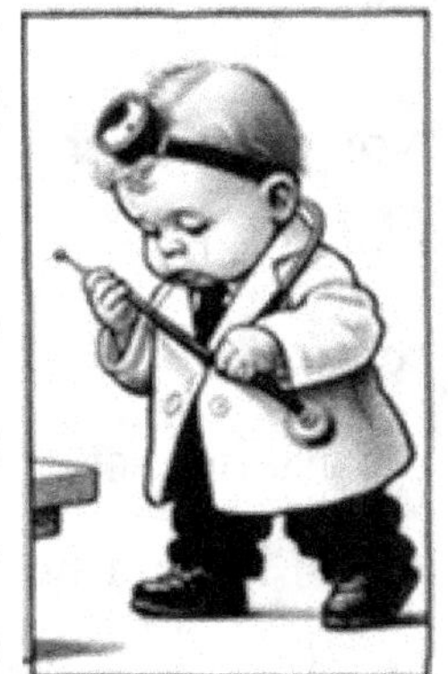 gioco: un doppio espresso talmente forte da poter risvegliare un mammut lanoso. È come un defibrillatore per il tuo cervello, una scarica di energia pura che ti terrà sveglio per ore... o almeno fino alla prossima lezione.

Combattere la sonnolenza durante le lezioni di medicina è un'arte che richiede creatività, resistenza e un pizzico di masochismo. Ricorda, ogni pizzicotto, ogni gomito e ogni tamburellare è un passo verso il diventare un medico. E quando finalmente avrai quel camice bianco e quel titolo, guarderai indietro a queste battaglie contro il sonno con un sorriso... o forse con un leggero tic nervoso.

Evasioni mentali:
Viaggiare mentre sei seduto

Le evasioni mentali durante le lezioni di medicina sono quel magico rifugio dove lo spirito viaggia mentre il corpo rimane imprigionato in una sedia scomoda dell'aula. È l'arte di essere presente fisicamente, ma mentalmente esplorare galassie lontane, spiagge esotiche o, nei casi più disperati, il proprio letto accogliente e caldo. Questa capacità non è solo una fuga dalla noia, è una necessaria strategia di sopravvivenza, come un sommozzatore che risale in superficie per aria fresca.

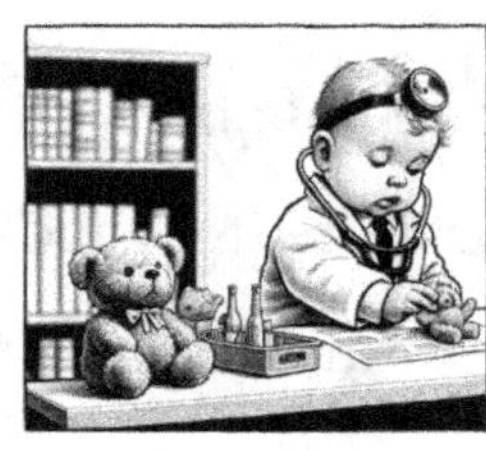

Immaginate di essere seduti lì, il professore sta parlando di qualcosa di tremendamente importante come la sintesi delle proteine, ma la tua mente decide che è il momento perfetto per pianificare dettagliatamente la tua prossima vacanza, anche se è lontana quanto Marte. Mentre una parte di te annota diligentemente "ribosomi" e "amminoacidi", l'altra metà sta già sorseggiando un cocktail su una spiaggia, con la brezza marina che scompiglia i tuoi appunti.

Oppure, prendiamo il classico scenario del "*costruttore di castelli in aria*". Sei lì, apparentemente concentrato, ma in realtà stai costruendo un intero impero nella tua mente. Potresti essere il sovrano di un regno fantasy, dove la maggior preoccupazione non è passare l'esame di patologia, ma piuttosto sconfiggere il drago che minaccia il tuo popolo. "Scusa, professore, puoi ripetere quella parte? Ero impegnato a salvare il mio regno immaginario."

E poi c'è l'evasione mentale per eccellenza: la "*fantasia del sonno*". Questa avviene di solito dopo notti insonni passate a studiare o a fare turni in ospedale. La mente inizia a fantasticare su cosa significhi davvero dormire otto ore consecutive. È un sogno così dolce e irraggiungibile che quasi ti fa lacrimare, ma poi ricordi che sei in pubblico e che piangere sulle fasi del sonno REM potrebbe sembrare strano.

Non dimentichiamo la *"distrazione gastronomica"*. Questa tecnica è particolarmente popolare subito prima del pranzo, quando il rumore del tuo stomaco supera quello del professore. La tua mente si trasforma in uno chef stellato, 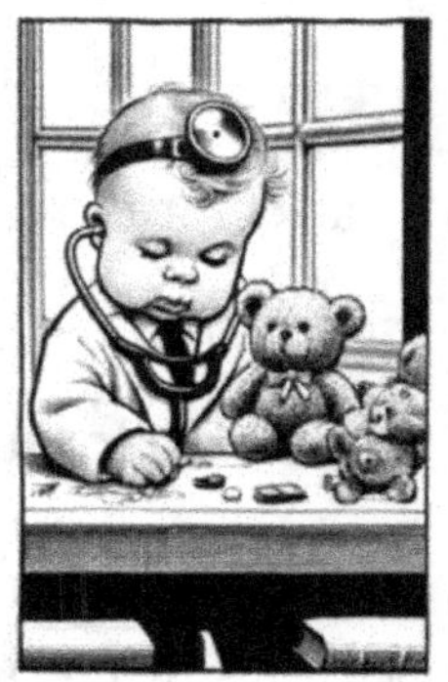 immaginando piatti gourmet che potresti cucinare... se solo avessi tempo, energia e un supermercato a portata di mano. Mentre il professore discute di metabolismo basale, tu stai mentalmente friggendo pollo e preparando una salsa al cioccolato.

L'evasione mentale durante le lezioni di medicina, come avrai ormai ampiamente compreso, non è solo una pausa dallo studio intensivo, è un'esplorazione creativa dei confini della tua immaginazione. È un talento, un dono, una necessità assoluta per mantenere la tua sanità mentale in un mondo dove la differenza tra un "sarcoma" e un "carcinoma" può sembrare meno interessante di una maratona di "Il Trono di Spade". Quindi, la prossima volta che ti sorprendi a sognare ad occhi aperti durante una lezione, ricorda: non stai perdendo tempo, stai esercitando la tua mente a diventare il prossimo grande esploratore dell'universo immaginario. E chi sa? Forse un giorno scoprirai un'isola deserta nel tuo cervello dove ogni giorno è un weekend e la parola "esame" non è mai stata pronunciata.

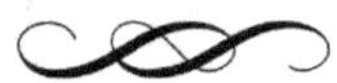

Sopravvivere alle domande trabocchetto

Siamo giunti all'ultima frontiera della sopravvivenza studentesca: le domande trabocchetto dei professori.

Queste non sono semplici domande, sono veri e propri esercizi di agilità mentale, paragonabili a saltare attraverso cerchi infuocati mentre reciti l'intero Gray's Anatomy (il libro, non la serie TV, purtroppo).

Immaginate la scena: siete lì, seduti, finalmente riuscendo a capire la differenza tra un glomerulo e un golgi (sì, uno è nei reni, l'altro è un pacchetto di regalo cellulare, ma a volte si confondono). Poi, all'improvviso, il professore lancia una domanda che è più un indovinello di sfinge che un'interrogazione. "Se un paziente ha ipocalcemia, che tipo di danza farebbe sotto la luna piena?" E tu sei lì, sudando più di un turista nel Sahara, chiedendoti se sia una domanda di endocrinologia o un invito a un rave in costume.

Queste domande trabocchetto sono come quelle trappole in Indiana Jones: sembrano innocue fino a quando non ti ritrovi a cadere in un pozzo di serpenti, che in questo caso sono dubbi sulla tua scelta di carriera. La chiave per sopravvivere è mantenere la calma, sorridere e dire qualcosa di intelligente. O almeno qualcosa che suoni intelligente. "Bene, professore, secondo la teoria della relatività di Einstein e l'ultimo episodio di Rick e Morty che ho visto..."

E poi c'è l'arte di districarsi dalle domande trabocchetto. È un po' come fare parkour, ma con le parole. Devi essere agile, veloce e un po' audace. Rispondi con una domanda, devia su un argomento correlato, cita uno studio che hai letto (o, più probabilmente, di cui hai sentito parlare). "Ah, sì, ma come si relaziona questo con lo studio del 2025 sulle danze lunari dei gatti? Molto interessante, professore."

Non dimentichiamo la tecnica del *"bluff confidente"*. Rispondi con tale sicurezza e autorità che anche il professore inizia a dubitare delle proprie conoscenze. "Naturalmente, la risposta è chiaramente legata all'effetto placebo delle danze tribali sul metabolismo del calcio. È piuttosto ovvio, professore." E lì il professore annuisce, pensando: "Forse ho perso quella lezione."

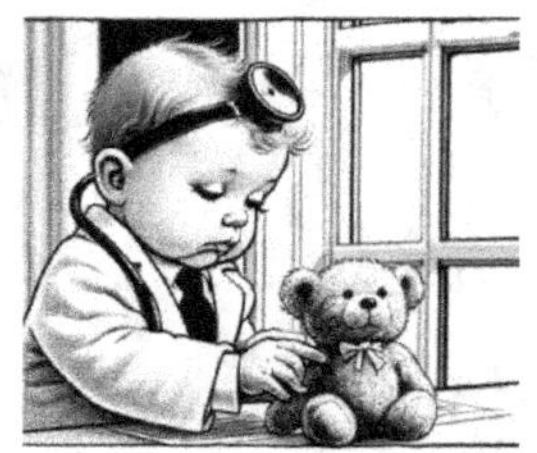

Sopravvivere alle domande trabocchetto dei professori non è semplice richiede astuzia, creatività e un pizzico di coraggio. È un gioco mentale, un duello verbale, una gara di astuzia. E, a volte, è semplicemente una questione di tenere duro fino alla campanella, sperando di non finire come il povero Indiana Jones, coperto di serpenti... o peggio, di domande senza risposta. Quindi, armatevi di coraggio, studenti, e ricordate: dietro ogni domanda trabocchetto c'è una risposta che aspetta solo di essere scoperta.

O inventata sul momento. Dipende dai giorni.

V – UN MONDO UTOPICO E FELICE CHE NON HA BISOGNO DEI MEDICI

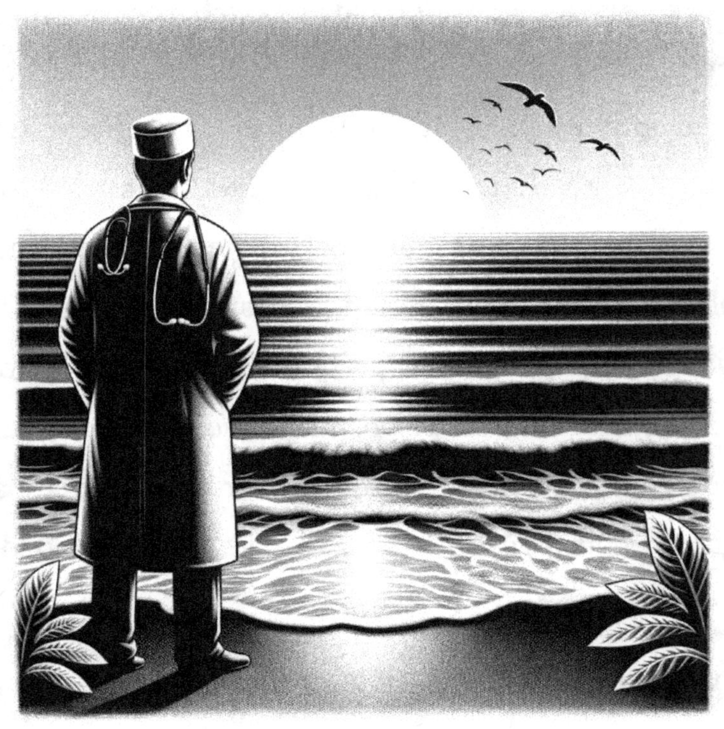

Esploriamo adesso un mondo fantastico, un'utopia dove la salute è un dato di fatto e i medici sono una specie in via di estinzione, gentilmente ricordati per il loro contributo storico ma non più necessari. È un viaggio nel regno dell'immaginazione, dove la realtà è capovolta e la fantasia regna sovrana. Preparatevi a un'avventura incredibile in un mondo che esiste solo nei sogni più selvaggi di uno studente di medicina esausto.

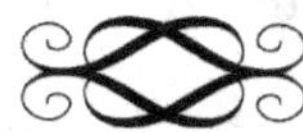

La fantasia della salute perfetta:

Un paradiso impossibile

Benvenuti nel paradiso della salute perfetta, un luogo utopico dove i medici sono più rari dei unicorni e le malattie sono solo un brutto sogno. Qui, nell'immaginario mondo di "Non-abbiamo-bisognodi-medici", la salute è un dono permanente, come quei calzini natalizi che non si usurano mai. La gente cammina per le strade irradiando benessere, in un tripudio di energia che farebbe invidia persino a un coniglio Duracell.

In questo mondo fantastico, l'ospedale è diventato un museo, una reliquia del passato dove i bambini vanno in gita scolastica per ascoltare storie di un'era antica e oscura. "Vedi, bambini, questo era chiamato 'pronto soccorso', un luogo dove le persone venivano quando si sentivano male." E i bambini, con gli occhi spalancati, si chiedono come potesse essere la vita prima dell'invenzione delle pillole di immortalità.

La farmacia, un tempo un tempio della guarigione, è ora un negozio di souvenir. Vendono magliette con su scritto "Ho superato il raffreddore del 2022" e tazze con "Ricordo ancora quando dovevo prendere gli antibiotici". I farmacisti, ora ridotti a semplici commessi, raccontano con nostalgia i tempi eroici in cui mescolavano sciroppi e contavano pillole, anziché fare l'inventario dei portachiavi e delle cartoline.

La vita quotidiana in questo mondo è un'eterna gioia. La gente non si ammala mai, quindi tutte le scuse per saltare il lavoro o la scuola sono scomparse. "Mi dispiace capo, ieri ho mangiato troppo sushi e ora mi sento male" è una frase che appartiene alla storia. Ora, l'unica scusa valida è "Mi dispiace, ero troppo impegnato a essere incredibilmente in salute e felice".

Le allergie sono diventate un mito, raccontate ai bambini per spaventarli. "Se non mangi la verdura, torneranno le allergie!" diventa una minaccia efficace per far finire il broccolo nel piatto. E le intolleranze alimentari? Solo un lontano ricordo, ora che tutti possono mangiare ciò che vogliono, quando vogliono. La pizza con ananas è diventata un piatto gourmet, simbolo di un'epoca di libertà gastronomica senza precedenti.

E cosa fanno i dottori in questo mondo? Oh, sono

diventati una sorta di celebrità vintage, come quelle star del cinema muto. Fanno apparizioni speciali in programmi televisivi, raccontando storie del "buon vecchio tempo" quando dovevano effettivamente curare le persone. Sono un po' come i cavalieri in un'epoca di pace: nobili, rispettati, ma leggermente fuori posto.

È chiaro che questo mondo di salute perfetta è un sogno irraggiungibile, un'utopia che esiste solo nelle fantasie più selvagge degli studenti di medicina esausti. È un luogo dove l'unico virus è quello della felicità e l'unica epidemia è quella del benessere perpetuo. Ma poi suona la sveglia, e ti rendi conto che devi correre in ospedale, perché nel mondo reale, i medici sono ancora assolutamente necessari. E, a dire il vero, è proprio così che ci piace.

Auto-diagnosi e Self-Care:

L'ascesa del dottore diy

Nel luminoso e allegro mondo dove i medici sono un ricordo sbiadito, l'auto-diagnosi e il self-care regnano sovrani. Qui, ogni cittadino è un esperto di sé stesso, un dottore fai-da-te che con un click può stabilire se quel mal di testa è causato dallo stress o da aver indossato il cappello sbagliato. "Google, dimmi perché ho il singhiozzo," chiede la gente, e Google, come un oracolo del XXI secolo, dispensa saggezza: "Hai bevuto troppa acqua frizzante" o "Stai mutando in un'anatra."

Immaginate un mondo dove il tuo smartphone è il tuo medico personale. Hai un dolore al ginocchio? C'è un'app per quello. Problemi di digestione? C'è un'app anche per quello. Dubbi esistenziali su cosa sei realmente allergico? Beh, c'è sicuramente un'app che ti dirà che è colpa del glutine, perché, sappiamolo, nel 2024 il glutine è diventato il nemico pubblico numero uno.

La medicina fai-da-te ha raggiunto nuovi vertici di creatività. La gente inizia la giornata con una sessione di yoga per auto-curare il mal di schiena, seguita da una colazione di superfood accuratamente selezionati per combattere l'ansia, l'invecchiamento e il rischio di invasione aliena. E per qualsiasi disturbo minore, c'è sempre l'olio essenziale giusto, perché nulla dice "sono un medico ora" come curare una ferita con un po' di lavanda e una speranza.

Non dimentichiamo l'aspetto sociale di questa auto-medicazione. Le conversazioni al parco suonano più o meno così: "Ieri sera ho avuto un attacco di acidità, ma poi ho bevuto un frullato di kiwi, banane e lacrime di unicorno, e stamattina ero nuovo." "Ah sì? Io ho curato la mia insonnia con un infuso di foglie di ciliegio e il canto delle balene. Ha funzionato alla grande!"

Ma, ahimè, ci sono anche delle sfide. Senza medici, ogni piccolo acciacco diventa un caso da detective. "Cara, perché hai la pelle gialla?" "Deve essere per quel mango che ho mangiato ieri. O forse mi sto trasformando in un Simpson." E la diagnosi diventa un affare di famiglia, con parenti che si trasformano in improbabili consulenti medici. "Nonna dice che è solo un raffreddore, ma zio Carlo, che ha visto un documentario sull'argomento, pensa che potrebbe essere scorbuto."

In questo mondo utopico senza medici, l'auto-diagnosi è diventata un'arte e il self-care uno stile di vita. Certo, a volte le diagnosi sono un po' fuori bersaglio, e le cure un tantino fantasiose, ma chi ha bisogno di precisione quando hai a disposizione Internet e una scorta infinita di rimedi casalinghi? Dopotutto, chi non vorrebbe vivere in un mondo dove la soluzione a ogni problema di salute è a portata di click, frullato o, nel peggiore dei casi, un bel post su un forum di auto-aiuto?

Il crollo dell'industria farmaceutica:

Ricordi di un'epoca d'oro

L'industria farmaceutica nel mondo senza medici, un tempo era un gigante, ora ridotta a vendere integratori di vitamina C scaduti su eBay. In questo straordinario universo utopico, le pillole e le capsule sono diventate pezzi da museo, esposte accanto ai fossili di dinosauri come testimonianze di un'epoca ormai passata. "Guarda, figliolo, questo era un antibiotico. Le persone lo prendevano quando si ammalavano." "Davvero, papà? E perché non lo strofinavano semplicemente sulla pelle come facciamo noi con il gel di aloe vera?"

L'industria farmaceutica, privata del suo ruolo vitale, ha dovuto reinventarsi. I laboratori, una volta centri di ricerca frenetica, ora sono tranquilli caffè bio dove gli ex scienziati servono tisane detox e frappè energetici. "Vorrei un frullato di proteine con un pizzico di ex vaccino antinfluenzale, per favore." Ah, il sapore del progresso!

E poi ci sono le campagne pubblicitarie. Ricordate quelle pubblicità con effetti collaterali elencati più velocemente di un'asta di bestiame? Ora sono sostituite da spot di felicità pura, dove tutti ballano in mezzo ai campi di grano, ringraziando madre natura per il loro sistema immunitario di ferro. "Grazie, Madre Natura, per aver reso obsoleta la mia laurea in farmacia!"

Le ex farmacie, una volta templi della guarigione, ora sono negozi di articoli vintage, dove puoi trovare pillole di placebo accanto a vinili degli anni '80 e macchine da scrivere. "Oh guarda, una confezione di aspirina del 2020! La metterò sul camino, accanto alla mia collezione di floppy disk."

E cosa dire dei farmacisti? I poveri farmacisti, un tempo guardiani del sapere medicinale, ora ridotti a esperti di rimedi casalinghi. "Hai mal di testa? Prova con una fetta di limone sulla fronte. Funziona? No? Strano, su Pinterest aveva mille like!"

Ma forse la trasformazione più significativa è nel modo in cui la gente vede la salute. Senza l'industria farmaceutica, ogni piccolo acciacco è diventato un'opportunità per esplorare il vasto mondo dei rimedi naturali. "Non mi sento molto bene, penso che proverò quella nuova dieta a base di sole bacche raccolte al chiaro di luna. Ho letto che fa miracoli."

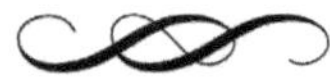

Ospedali trasformati:
Da centri medici a musei e gallerie d'arte

Nell'era post-medica, dove gli ospedali, un tempo centri frenetici di attività salvavita, sono stati trasformati in musei, gallerie d'arte e, in alcuni casi audaci, in parchi a tema avventurosi. È il mondo dove "operazione" è solo un gioco da tavolo e la sala operatoria è un'attrazione con effetti speciali per intrattenere i turisti.

Immaginatevi camminare nei corridoi di quello che era un ospedale. Dove una volta echeggiavano i passi affrettati di medici e infermieri, ora si sente un dolce sottofondo di musica classica. Le stanze, un tempo teatro di drammi umani e miracoli medici, sono ora gallerie illuminate in modo soffuso, dove si ammirano quadri e sculture. "E qui, signore e signori, vediamo un'opera intitolata 'Appendicectomia', un chiaro esempio di arte astratta del XXI secolo."

Il reparto di radiologia è diventato un'attrazione particolarmente popolare. "Qui potete vedere una collezione di radiografie vintage. Notate come l'arte della frattura abbia evoluto il suo stile nel corso degli anni." E poi, ci sono le visite guidate in costume, dove gli attori vestiti da dottori del passato ti mostrano strumenti chirurgici che ora sembrano più attrezzi di tortura medievale che oggetti di cura.

Ma non finisce qui! Gli ex reparti di terapia intensiva sono ora sale di meditazione e yoga, perché, dopotutto, cosa c'è di più rilassante di un posto dove una volta si lottava tra la vita e la morte? "Respirate profondamente, sentite l'energia curativa che permeava queste mura. E non preoccupatevi per quel piccolo eco di monitor cardiaci, è solo parte dell'esperienza immersiva."

Anche la mensa dell'ospedale ha avuto una trasformazione. Da luogo di pasti rapidi e caffè più forte dell'acido solforico, è ora un bistrot di alta cucina, dove i menu sono ispirati alle diete ospedaliere, ma con un tocco gourmet. "Oggi abbiamo un delizioso brodo chiarificato di pollo, seguito da una reinterpretazione artistica della gelatina di frutta."

E i medici? Beh, alcuni di loro sono diventati guide turistiche, condividendo aneddoti del "buon vecchio tempo" in cui salvavano vite. "E in questa sala, ho eseguito il mio primo trapianto di cuore.

Ah, che tempi!" Altri, più nostalgici, si esibiscono in ricostruzioni storiche delle procedure mediche, naturalmente senza pazienti reali. "E ora, signore e signori, vedrete come si faceva un'operazione senza anestesia. Non preoccupatevi, il paziente è solo un manichino!"

In questo mondo utopico dove gli ospedali sono diventati luoghi di cultura e svago, ci si può solo meravigliare di quanto sia cambiata la vita. I visitatori escono con un nuovo apprezzamento per l'arte, la storia e, naturalmente, per la loro impeccabile salute che rende tutto ciò possibile. Chi l'avrebbe mai detto che un giorno avremmo guardato indietro ai giorni in ospedale con un misto di nostalgia e sollievo, pensando: "Ah, i bei vecchi tempi, quando la gente si ammalava e i dottori non erano solo figure in un diorama"?

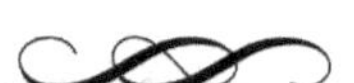

Medici riqualificati:

Nuove carriere in un mondo senza malattie

E ora, cari lettori, diamo un caloroso benvenuto ai medici di questo mondo utopico, una specie rara in via d'estinzione, che si sono reinventati in modi che farebbero arrossire anche un camaleonte. In un'epoca in cui la loro principale funzione è stata ridotta a raccontare aneddoti ai bambini, i medici hanno trovato nuove, esilaranti carriere.

Iniziamo con il gruppo più audace, quelli che hanno deciso di diventare artisti. Sì, avete letto bene. Chi avrebbe mai pensato che maneggiare organi e tessuti potesse essere un trampolino di lancio per la scultura moderna? Le loro opere, ispirate da anni di anatomia, sono un inno alla bellezza del corpo umano, con un leggero tocco di body horror. "E questa installazione rappresenta il colon, ma interpretato attraverso il prisma dell'arte post-moderna."

Poi ci sono i medici che si sono dedicati alla cucina. Dopotutto, cosa fare con tutte quelle conoscenze sulla nutrizione? I loro ristoranti sono un tripudio di piatti ispirati alla dieta ospedaliera, ma con un tocco gourmet. "Oggi nel menù abbiamo una deliziosa pappa reidratante al gusto di manzo, accompagnata da un intruglio energetico che ricorda vagamente la cioccolata."

Non dimentichiamo i medici che hanno scelto la via dell'insegnamento. Chi meglio di loro può insegnare storia della medicina? Le loro lezioni sono un mix di racconti da brivido, reminiscenze di un'epoca barbarica in cui si usavano cose come bisturi e siringhe. "E così, ragazzi, è come i vostri antenati curavano le malattie. Spaventoso, vero? Ora, torniamo al nostro corso di giardinaggio terapeutico."

Alcuni medici, in preda alla nostalgia, hanno aperto negozi di souvenir medici. Qui puoi trovare articoli da regalo come stetoscopi vintage, vecchi camici bianchi e persino replica di pillole in cioccolato. "Vuoi un ricordo di quando la gente si ammalava? Prendi uno stetoscopio finto, è perfetto per le feste di Halloween!"

E infine, abbiamo i medici che sono diventati scrittori e storyteller. Con un'infinità di storie da raccontare, dai drammi in sala operatoria alle bizzarre abitudini dei loro ex pazienti, questi medici hanno trovato una nuova vocazione. I loro libri sono diventati bestseller, un mix di Grey's Anatomy e Game of Thrones, con meno draghi ma altrettanto sangue.

In questo mondo dove la malattia è un ricordo lontano, i medici si sono adattati, mostrando una resilienza e una creatività degne di nota. Hanno preso il loro camice bianco e l'hanno trasformato in un grembiule da artista, un camice da chef o un mantello da narratore. Sono la prova vivente che, anche in un mondo perfetto, ci si può reinventare. E chissà, forse un giorno, uno di questi ex medici artisti/scrittori/cuochi/scultori vincerà un premio

Nobel... per la letteratura o la pace, visto che quello per la medicina non serve più a molto.

VI - IL CAMICE BIANCO

*Più di un simbolo, meno
di un superpotere*

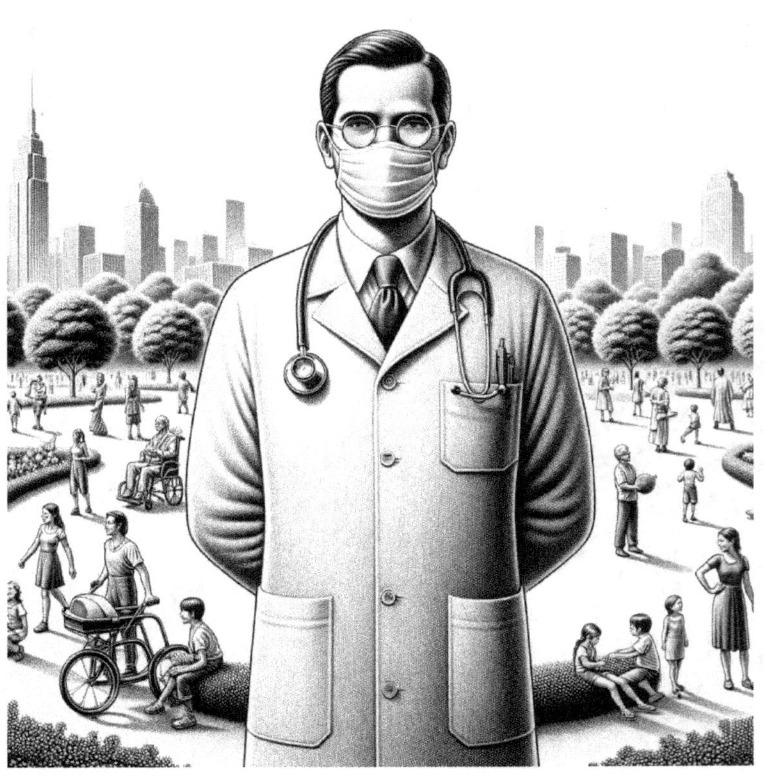

Questa sezione è un'immersione irriverente e illuminante nel mondo del camice bianco, esplorando la sua storia, il suo impatto e il suo futuro. Sarà un viaggio divertente e a volte critico attraverso la simbologia, la realtà e le fantasie che circondano questo iconico simbolo della medicina. Preparatevi a sbottonare il camice e a scoprire cosa si nasconde davvero dietro questo emblematico pezzo di stoffa.

Il camice bianco:

Armatura o accessorio di moda?

Il camice bianco: quel glorioso stendardo di pura stoffa che trasforma uno studente terrorizzato in un "quasi medico" e un medico in un "eroe in tessuto non particolarmente resistente alle macchie". Questo simbolo di saggezza medica, serietà e, diciamocelo, abilità nel non rovesciare il caffè, è molto più di un semplice indumento. È un mantello, un'armatura, un segno distintivo che grida al mondo: "Sì, ho studiato abbastanza da potenzialmente salvarti la vita, ma per favore non chiedermi di ricordare cosa ho pranzato ieri".

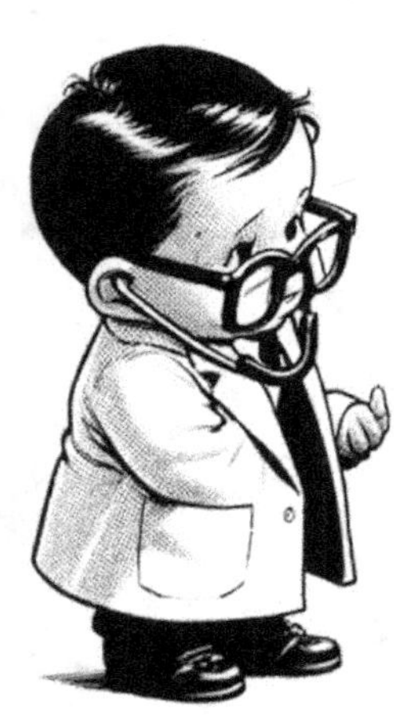

In medicina il camice bianco è come il cappello da chef in cucina: ti dà un'aria di autorità, anche se il tuo piatto più raffinato è una pasta al burro. Quando uno studente di medicina indossa per la prima volta il camice bianco, è un momento magico. Si guarda allo specchio, aggiusta il colletto e pensa: "Eccomi, sono pronto a salvare vite. O almeno a sembrare abbastanza competente mentre cerco freneticamente su Google."

Ma non tutti portano il camice bianco con la stessa eleganza. C'è il tipo "ho appena lasciato la copertina di Vogue", che indossa il camice con una tale grazia che sembra pronto per una sessione fotografica in qualsiasi momento. Poi c'è lo studente "sopravvissuto a una tempesta", il cui camice è perpetuamente stropicciato, macchiato e appeso in modo così casuale che sembra un miracolo che rimanga sulle spalle.

Indossare il camice bianco può anche avere effetti collaterali inaspettati. Per alcuni, conferisce una falsa sensazione di onnipotenza. "Ho il camice bianco,

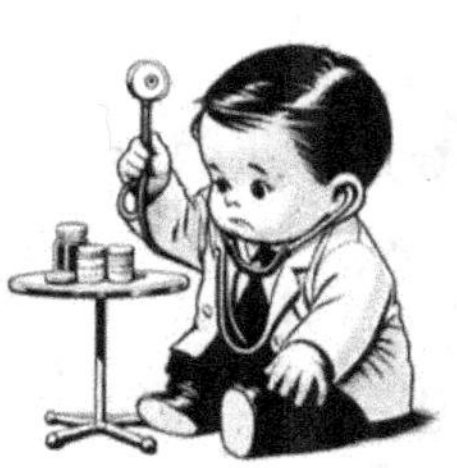

quindi posso diagnosticare qualsiasi cosa, da un raffreddore a una rara malattia tropicale." Questo fenomeno è particolarmente evidente quando, durante una cena, un parente chiede consiglio su un disturbo. Improvvisamente, il portatore del camice diventa una miscela di Dr. House, Google e quella zia che ha rimedi per tutto.

E poi c'è la questione della manutenzione. Quanto è grande la gioia di mantenere il camice bianco immacolato. È una battaglia costante contro le macchie, un gioco di strategia dove ogni pasto è un potenziale disastro. Alcuni medici spendono più tempo a smacchiare il camice che a studiare per le loro specializzazioni. È come un rituale di purificazione: ogni macchia rimossa è un passo verso l'illuminazione medica.

Il camice bianco è molto più di un semplice pezzo di abbigliamento. È un simbolo, un oggetto di potere, un capo che può trasformare un normale umano in un supereroe della salute. O almeno, in qualcuno che sa abbastanza di medicina da non far troppo danni. Quindi, la prossima volta che vedrete qualcuno in camice bianco, ricordatevi: dietro quel simbolo di conoscenza e competenza, c'è solo un altro essere umano che cerca disperatamente di non rovesciare il suo caffè.

La sindrome del camice bianco:

Quando il potere dà alla testa

No, non sto parlando di quella condizione che fa salire la pressione sanguigna dei pazienti; sto parlando di quella condizione molto più divertente (e decisamente meno diagnosticata) che colpisce alcuni medici e studenti di medicina, facendoli sentire come se fossero scesi direttamente dal Monte Olimpo, con il potere di guarire con un solo sguardo.

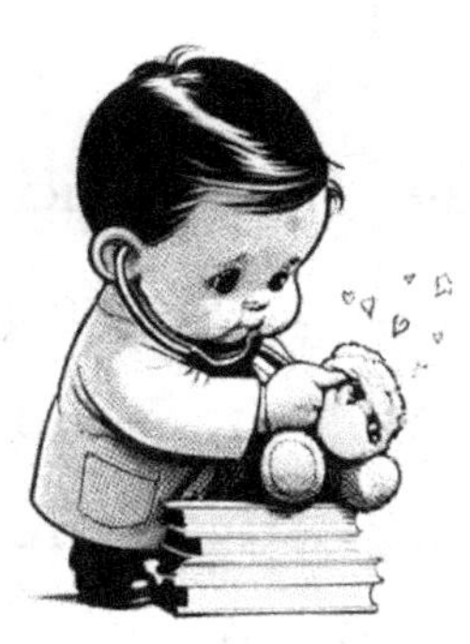

Questo fenomeno straordinario si verifica il momento in cui il camice bianco aderisce al loro corpo. È come se quei bottoni e quelle tasche fossero impregnati di un qualche tipo di elisir di onnipotenza. Improvvisamente, il linguaggio cambia: parole come "probabilmente" e "forse" escono dal vocabolario, sostituite da "certamente" e "senza dubbio". Il camminare si trasforma: è meno un semplice spostarsi da un punto A a un punto B, e più uno sfilare su una passerella invisibile, con l'aria di chi sta per risolvere l'ultimo grande mistero della scienza.

In aula, questi divini portatori di camice dispensano conoscenza come se stessero distribuendo manna dal cielo. "Ah, sì, la patogenesi della malattia di Kawasaki? Lasciatemi illuminarvi con la mia saggezza infinita." E gli studenti attorno a loro annuiscono con riverenza, cercando di catturare ogni preziosa perla di saggezza, anche se la maggior parte sta solo pensando a cosa mangiare a pranzo.

Ma la vera magia avviene in ospedale. Qui, i medici affetti dalla sindrome del camice bianco trasformano ogni interazione in un'opportunità per esibire la loro superiorità medica. "Vedi, caro paziente, il tuo errore è stato quello di pensare che potevi diagnosticarti da solo. Lascia che ti mostri la luce." E il povero paziente, già confuso dal suo malessere, ora deve anche navigare in questo mare di egocentrismo medicale.

Non dimentichiamo il fenomeno dell'"autodiagnosi inversa", un altro sintomo divertente della sindrome. Qui, il medico inizia a credere di essere immune a qualsiasi malattia, semplicemente in virtù di indossare il camice. "Influenza? Oh, no, caro. Io non mi ammalo. Il mio sistema immunitario è stato potenziato dal potere del camice bianco."

E poi c'è il discorso. Oh, il discorso! Parole complesse vengono usate non per chiarire, ma per confondere, per incantare, per creare un'aura di mistero intorno al detentore del camice. È come se ogni frase fosse un incantesimo destinato a rendere il medico più mistico, più insondabile, più... medico.

La sindrome del camice bianco è un fenomeno affascinante e, a volte, esilarante. È un promemoria che, nonostante tutta la loro conoscenza e competenza, i medici sono ancora esseri umani - suscettibili all'ego come chiunque altro. Quindi, la prossima volta che vedete un medico camminare con un'aria di divinità, ricordatevi: sotto quel camice c'è solo un altro mortale... uno che forse ha appena dimenticato di chiudere la cerniera dei pantaloni.

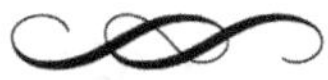

Il camice bianco nel mondo reale:

Eroe o semplice mortale?

Al terzo atto della nostra commedia sul camice bianco, esaminiamo il suo ruolo nel mondo reale, lontano dalle luci abbaglianti dei drammi televisivi e dalle aule sterili delle università. Qui, nel selvaggio habitat dell'ospedale quotidiano, il camice bianco è meno un simbolo di onnipotenza e più un pezzo di stoffa che grida disperatamente "Lavami!"

In questa realtà parallela, il camice bianco non

ti rende automaticamente il dottor House o la dottoressa Grey. Piuttosto, è il testimone muto delle tue lotte quotidiane: macchie di caffè che raccontano di notti insonni, macchie di inchiostro che parlano di battaglie con la carta, e quella strana macchia rossastra che preferisci non identificare. È più una medaglia di sopravvivenza che un simbolo di status.

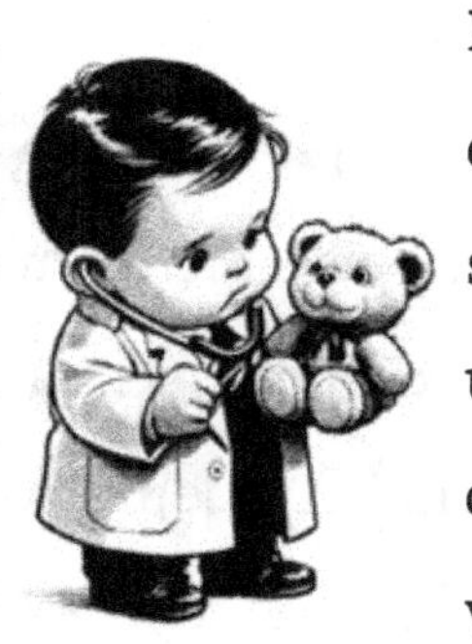

Il camice nel mondo reale ti ricorda costantemente che sei umano. Si sporca quando mangi in fretta tra un paziente e l'altro, si strappa quando ti muovi troppo velocemente in uno spazio troppo stretto, e ha quel modo unico di svolazzare aperto quando corri, ricordandoti che hai dimenticato di abbottonarlo correttamente. "Sì, sono un professionista della salute, ma anche io combatto con i bottoni."

Poi ci sono le tasche del camice, un universo a sé. Ogni tasca è un piccolo deposito di oggetti misteriosi:

penne che non scrivono, guanti monouso che non userai mai, appunti strappati da qualche conferenza dimenticata, e caramelle rubate dalla reception. È come una versione medica di Mary Poppins, solo che invece di tirar fuori lampade e piante, tiri fuori siringhe e cerotti.

Ma non lasciatevi ingannare, il camice bianco ha anche i suoi momenti eroici, anche se più sottili. Come quando lo usi per coprire un paziente che trema, o quando lo levi velocemente per usarlo come cuscino per qualcuno che ha bisogno di comfort. In questi momenti, il camice diventa più di un semplice indumento; è uno strumento di cura, un simbolo silenzioso di compassione e impegno.

Il camice bianco nel mondo reale è un compagno fedele nella vita di un medico: lo protegge, si sporca con lui, e a volte lo mette in imbarazzo. Ma, soprattutto, lo ricorda che, nonostante tutte le sfide, i momenti difficili e le macchie indelebili, è lì per una ragione: per aiutare, curare e fare la differenza. E forse, alla fine della giornata, questo è il superpotere più grande di tutti.

I superpoteri del camice Bianco:

Mito e realtà

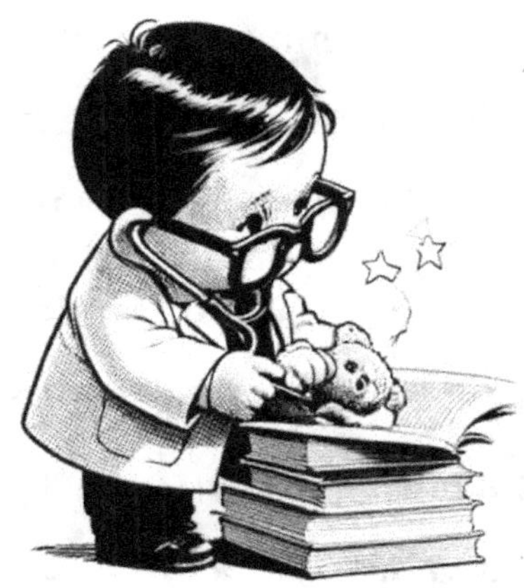

Ci infiliamo a capofitto ora nel fantastico mondo dei superpoteri del camice bianco, dove le aspettative si scontrano con la realtà con più forza di un supereroe che sbatte contro un muro di kryptonite. È qui che scopriamo che, nonostante le apparenze, indossare un camice bianco non ti dà automaticamente la capacità di leggere nella mente, volare tra le sale operatorie o diagnosticare con un solo sguardo penetrante.

Nel mito, il camice bianco è come il mantello di Superman o il martello di Thor. Indossalo, e sarai in grado di fare diagnosi a colpo d'occhio, lanciare prescrizioni con precisione infallibile e, naturalmente, avere sempre una risposta pronta e sagace a qualsiasi domanda, anche se riguarda la fisica quantistica o la ricetta perfetta per il tiramisù.

Ma ecco la realtà: indossare un camice bianco è più come avere un abbonamento a "Superpoteri Light". Sì, hai qualche abilità speciale, come capire cosa c'è in una lastra radiografica (che per il resto dell'umanità è solo un'interessante varietà di sfumature di grigio) o utilizzare parole come "idiopatico" con nonchalance. Tuttavia, volare è fuori questione, a meno che non consideri correre nei corridoi dell'ospedale come una forma di volo a bassa quota.

E poi ci sono le aspettative irrealistiche. Appena indossi quel camice, i pazienti si aspettano che tu abbia tutte le risposte. "Dottore, perché ho questo dolore strano al lobo dell'orecchio ogni volta che mangio caramelle gommose?" E tu, con il tuo camice bianco che ti conferisce un'aria di onniscienza, devi resistere all'impulso di rispondere, "Forse perché la natura sta cercando di dirti di smettere con le caramelle gommose?"

Non dimentichiamo la pressione di essere sempre sul pezzo. Con il camice bianco indosso, sembra che non possa mai avere una giornata no, un momento di dubbio o, Dio non voglia, fare una domanda.

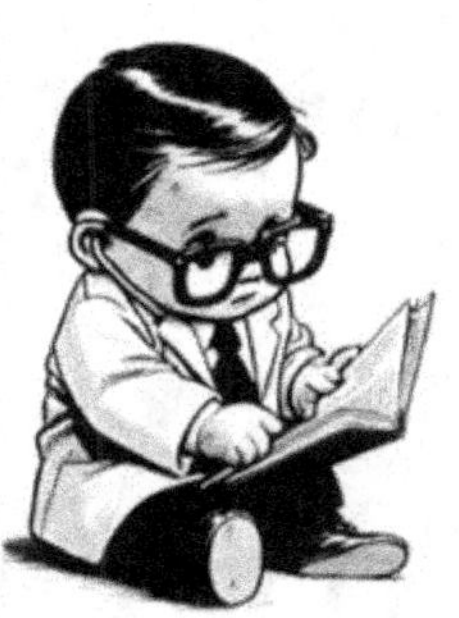

"Dottore, qual è la causa esatta della sindrome da fatica cronica?" E lì, sotto lo sguardo attento del paziente, desideri ardentemente che il camice venisse fornito con un manuale segreto che contiene tutte le risposte dell'universo.

I superpoteri del camice bianco (come credo tu abbia iniziato a sospettare) sono più mito che realtà. Sì, ti conferisce un certo grado di autorità e rispetto, ma alla fine della giornata, è solo un pezzo di tessuto (che si macchia incredibilmente facilmente, tra l'altro). I veri superpoteri dei medici risiedono nella loro conoscenza, esperienza, empatia e, soprattutto, nella loro capacità di ammettere, "Non lo so, ma possiamo scoprirlo insieme". E forse, solo forse, è questo il più grande superpotere di tutti: essere umani, anche in camice bianco.

Il futuro del camice bianco: Evoluzione di un simbolo

E così arriviamo all'ultima frontiera: il futuro del camice bianco. In un'epoca dove i robot fanno la maggior parte delle diagnosi e le visite mediche si svolgono in realtà virtuale, che posto c'è per il nostro caro, vecchio, macchiato camice bianco? Sarà relegato ai musei, accanto al fonendoscopio e ai vecchi libri di medicina, o si evolverà in qualcosa di più... chic?

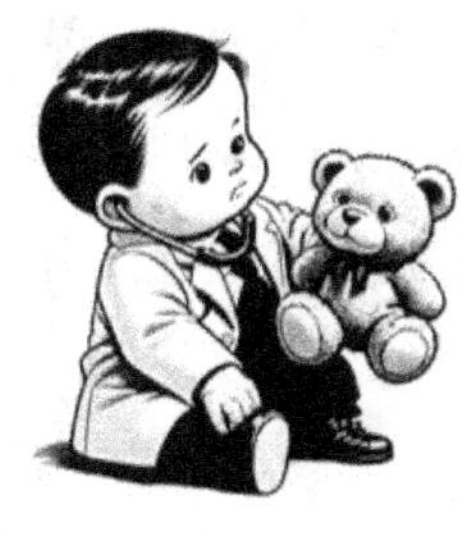

Immaginiamo un futuro dove il camice bianco diventa un vero e proprio gadget tecnologico. Dotato di schermi OLED flessibili, potrai visualizzare radiografie e ECG direttamente sulle maniche. Dimentica il tablet o lo smartphone, il tuo camice sarà più connesso di un adolescente con Wi-Fi illimitato. "Signora Rossi, vediamo il suo ultimo ECG... Sì, proprio qui, sulla mia manica sinistra."

Ma non è tutto! In un mondo dove la realtà aumentata è la norma, il camice bianco potrebbe diventare interattivo. Con un semplice gesto, potrai proiettare immagini 3D di organi, perfetti per spiegare in modo chiaro (e decisamente futuristico) ai pazienti cosa non va. "Come vede, signor Bianchi, questo è il suo fegato in 3D. No, non toccarlo, è solo un ologramma!"

E cosa dire delle capacità di auto-pulizia? Grazie alla nanotecnologia, le macchie di caffè e sangue saranno un ricordo del passato. Il camice rileverà la macchia e attiverà un piccolo esercito di nanobot che la elimineranno all'istante. "Macchia di bolognese sulla manica? Nanobot, attacco!"

Ma aspettate, c'è di più. In un'epoca in cui la moda e la funzionalità si fondono, perché non trasformare il camice in una dichiarazione di stile? Dimenticate il noioso bianco: i camici del futuro potranno cambiare colore e pattern a seconda dell'umore del medico o del reparto in cui lavora. "Oggi mi sento un po' psichedelico. Camice, modalità 'arcobaleno' attivata!"

E per quei medici nostalgici che non vogliono abbandonare il classico camice bianco, non temete:

ci saranno sempre le edizioni retrò, per sentirsi come in un episodio di "E.R. - Medici in prima linea", ma con la comodità delle moderne tecnologie. "Ah, mi ricorda i bei vecchi tempi, solo che ora ho il Wi-Fi incorporato."

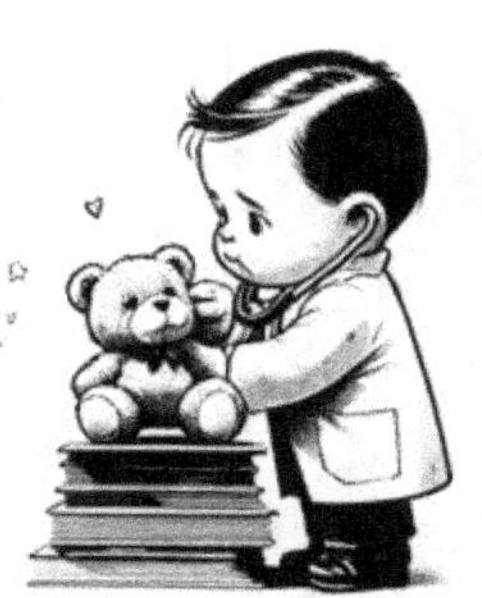

Forse il futuro del camice bianco si prospetta come tutt'altro che noioso. Sarà un mix di moda, tecnologia e funzionalità, un capo d'abbigliamento che farà impallidire persino i gadget di James Bond. Ma, nonostante tutte queste evoluzioni, una cosa rimarrà costante: il camice bianco continuerà a essere un simbolo dell'impegno, della dedizione e della cura, anche se con un po' più di stile e molti meno lavaggi. E chi lo sa? Forse un giorno vedremo i camici bianchi sfilare sulle passerelle di Milano o Parigi, accanto alle ultime creazioni di haute couture. Medico, modello, innovatore: perché scegliere quando puoi essere tutto?

CONCLUSIONE

E così, miei cari lettori, arriviamo al gran finale di questa odissea medica, un viaggio attraverso i meandri della medicina che ci ha portati da diagnosi improbabili a utopie sanitarie, passando per camici bianchi trasformati in mantelli da supereroe. Ora, mentre ci apprestiamo a chiudere questo libro, lasciatemi offrirvi una conclusione degna di questo viaggio esilarante e illuminante.

Prima di tutto, ricordiamoci che, nonostante tutte le nostre risate e scherzi, la medicina è una professione seria, nobile e 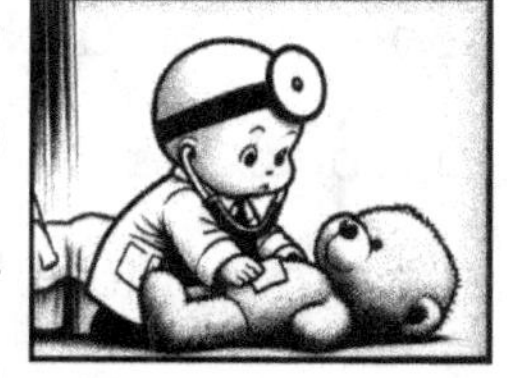 incredibilmente importante. I medici, infermieri e tutti gli operatori sanitari sono eroi quotidiani che affrontano sfide che la maggior parte di noi non oserebbe nemmeno immaginare. Hanno il potere di cambiare vite, di guarire ferite e, soprattutto, di offrire speranza quando sembra che tutto sia perduto.

Ma, come abbiamo imparato, hanno anche un lato umano: possono essere divertenti, possono fare errori, e sì, a volte possono anche essere un po' pomposi con quei loro camici bianchi. Ecco perché, in questo libro, abbiamo deciso di guardare il lato leggero della medicina, perché ridere è, in fondo, una forma di medicina, una che non richiede prescrizione medica e che è sempre a portata di mano.

Abbiamo viaggiato in un mondo dove i medici sono diventati obsoleti, rimpiazzati da app di auto-diagnosi e rimedi casalinghi che, se non curano, almeno rendono la vita più colorata. Abbiamo visto ospedali trasformati in musei e gallerie d'arte, dove un tempo si salvavano vite e ora si ammirano opere d'arte. E abbiamo immaginato un futuro dove il camice bianco diventa un accessorio di alta moda, dotato di tecnologie all'avanguardia e, perché no, un po' di glamour.

Ma, alla fine di tutto questo, cosa ci rimane? Forse la consapevolezza che, nonostante i progressi tecnologici, le scoperte scientifiche e le trasformazioni culturali, l'elemento umano nella medicina è insostituibile. Che dietro ogni diagnosi, ogni trattamento e ogni camice bianco, c'è una persona che si impegna per il benessere degli altri. E questa, cari lettori, è forse la più grande lezione che possiamo imparare.

Quindi, mentre chiudete questo libro, spero che vi portiate con voi non solo un sorriso, ma anche un nuovo apprezzamento per tutti coloro che lavorano nel campo della medicina. E ricordate: la prossima volta che vedrete un medico, un infermiere o un tecnico di laboratorio, magari offrite loro un caffè, un sorriso o anche solo un grazie. Perché, alla fine, un po' come in un buon risotto, è l'ingrediente umano che fa la differenza.

E con questa metafora culinaria, chiudiamo il sipario su "Non Svieni alla vista del sangue: Benvenuto in medicina!". Possa questo libro essere un balsamo per l'anima, una risata per il cuore e, se tutto fallisce, almeno un buon fermacarte. Grazie per aver viaggiato con me in questo folle, meraviglioso mondo della medicina.

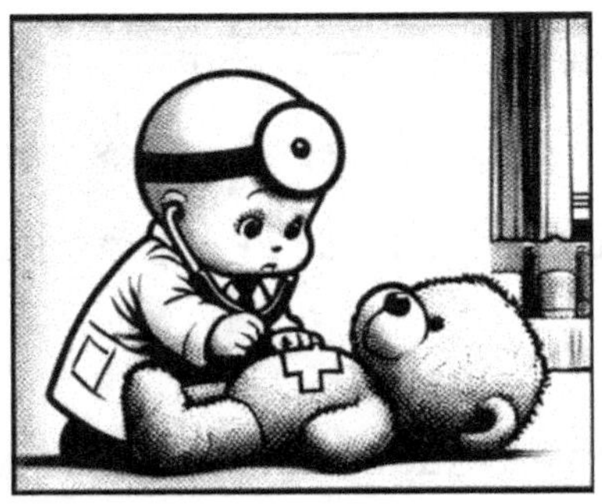

E ricordate: ridere è sempre la migliore medicina, a meno che non abbiate bisogno di antibiotici. In quel caso, per favore, consultate un vero medico.

RINGRAZIAMENTI

Se siete arrivati fino a qui senza perdere la sanità mentale (o senza svenire alla vista di così tante parole), allora meritiamo entrambi una medaglia. Io, Aristide Esplosivo, l'autore di questo capolavoro di saggezza e follia, desidero esprimere alcuni ringraziamenti che, si spera, saranno tanto memorabili quanto il libro stesso.

Prima di tutto, vorrei ringraziare il mio caffè, quel fedele compagno che non mi ha mai abbandonato, nemmeno quando le mie idee erano più confuse di un paziente che prova a leggere la propria cartella clinica. Grazie per avermi tenuto sveglio, attivo e leggermente nervoso, esattamente come un medico in sala d'attesa.

Un enorme grazie va anche al mio computer, che

ha sopportato con eroica pazienza ogni mia battuta, ogni correzione e ogni volta che ho premuto il tasto "cancella" pensando: "Che diavolo ho appena scritto?". Sei stato più di un semplice strumento, sei stato un confidente, un compagno e, a volte, un nemico giurato.

Non posso dimenticare di ringraziare Google, quel magico pozzo di conoscenza che mi ha salvato ogni volta che la mia memoria mi ha tradito. "Quali sono i sintomi della mononucleosi?" "Come si scrive 'encefalogramma'?" Grazie per non aver mai giudicato le mie strane ricerche, anche se probabilmente ora sono sulla lista di qualche agenzia governativa.

Vorrei ringraziare anche i miei amici e la mia famiglia, per aver creduto in me e per aver finto interesse ogni volta che parlavo del libro. Grazie per i vostri "Sembra interessante, Aristide" e i vostri "Non vedo l'ora di leggerlo", anche se sappiamo tutti che aspetterete la versione film (che, se gli dei del cinema sono gentili, sarà diretta da Quentin Tarantino).

Un grazie speciale va al mio gatto, Professor Meowington, per essere stato il mio critico più severo. Ogni volta che saltavi sulla tastiera, sapevo che era il tuo modo di dire: "Questa parte è noiosa, cambiala". E per tutte le volte che mi hai guardato con disprezzo, grazie per avermi ricordato che, non importa quanto sia buono il mio libro, non sarò mai all'altezza di una scatola di cartone.

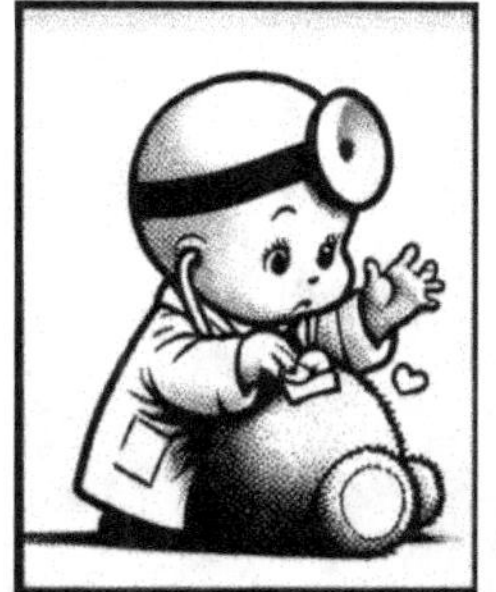

Infine, ma non meno importante, grazie a te, caro lettore. Grazie per aver intrapreso questo viaggio con me, per aver riso (si spera) alle mie battute e per aver sopportato i miei deliri. Se questo libro ti ha strappato anche solo un sorriso, allora il mio lavoro qui è fatto.

Con affetto e una dose moderata di sarcasmo,

Aristide Esplosivo, un autore che ora ha bisogno di

un lungo riposo e, probabilmente, di un altro caffè.

Aristide Esplosivo

APPENDICE

Risate in ambulatorio
Le barzellette preferite
di Aristide

Cari lettori impavidi, benvenuti in questa appendice speciale, dove, in perfetto stile Aristide Esplosivo, vi regalerò una collezione delle migliori barzellette sui medici. Preparatevi a ridere (o a sorridere cortesemente) con queste perle di umorismo medicale.

Barzelletta 1: "La visita dall'oculista"

Un paziente va dal cardiologo e gli dice: "Dottore, ogni volta che bevo un caffè, sento un dolore all'occhio sinistro." L'oculista risponde: "Hai provato a togliere il cucchiaino dalla tazza prima di bere?"

Barzelletta 2: "I tre specialisti"

Tre medici stanno discutendo su quale sia la professione più antica. Il chirurgo dice: "La chirurgia è la più antica. Ricordate Adamo ed Eva? È stato fatto un intervento per creare Eva!" L'internista replica: "No, la medicina interna è più antica. Ricordate il caos primordiale? È stata una grande opera di diagnosi e riordino!" Il patologo sorride e dice: "Amici miei, chi credete che abbia creato il caos?"

Barzelletta 3: "Il paziente ipocondriaco"

Un ipocondriaco va dal medico e dice: "Dottore, ho la sensazione che nessuno mi prenda sul serio." Il medico risponde: "Anche tu sei malato, eh?"

Barzelletta 4: "Il medico, il paziente e l'esame"

Un paziente torna dal medico per i risultati degli esami. Il medico dice: "Ho due notizie, una buona e una cattiva. Quale vuoi sentire per prima?" Il paziente risponde: "La buona." Il medico: "Hai 24 ore di vita." Il paziente, sconvolto: "Cosa?! E qual è la notizia cattiva?" Il medico: "Ho cercato di chiamarti tutto il giorno di ieri."

Barzelletta 5: "Il segreto della longevità"

Un uomo di 100 anni va dal medico per un controllo. Il medico, impressionato, chiede: "Qual è il segreto della sua longevità?" L'uomo risponde: "Ho evitato tre cose nella mia vita: l'alcol, il tabacco e... i medici."

Barzelletta 6: "Anestesista la noiosa"

Perché l'anestesista è la più noiosa alla festa? Perché quando arriva lei, tutti si addormentano.

Barzelletta 7: "Il paziente e l'eternità"

Un paziente va dal medico e gli chiede: "Cosa posso fare per vivere per sempre?" Il medico risponde: "Finga di aspettare nella mia sala d'attesa."

Barzelletta 8: ""Il medico filantropo"

Un medico dice al suo paziente terminale: "Ho una buona notizia per te: lascerai qualcosa di valore dopo la tua morte." Il paziente, commosso, chiede: "Davvero, dottore?" "Sì," risponde il medico, "il mio conto in banca sarà molto grato."

Barzelletta 9: ""Il paziente confuso"

Un paziente torna dal medico e dice: "Mi ha dato la dieta sbagliata, dottore. Mi ha detto di mangiare tre volte al giorno e ho preso 10 chili!" Il medico risponde: "Intendevo i pasti, non le torte!"

Barzelletta 10: "Il paziente paranormale"

Un paziente va dal medico e dice: "Dottore, penso di essere invisibile." Il medico risponde: "Chi ha detto questo?" Il paziente: "Proprio quello che intendevo!"

E con questa dose di risate (o di sorrisi cortesi), chiudiamo la nostra appendice speciale. Ricordate, cari lettori, che una risata può non curare tutto, ma di certo rende la medicina (e la vita) un po' più leggera. Quindi, la prossima volta che vedrete il vostro medico, magari condividete una di queste barzellette. Chi sa, potrebbe persino farvi saltare la sala d'attesa!

Con un'ultima risata,

Aristide Esplosivo, che ora appende il suo stetoscopio al chiodo, ma solo fino alla prossima avventura

ALTRI NOSTRI SUCCESSI

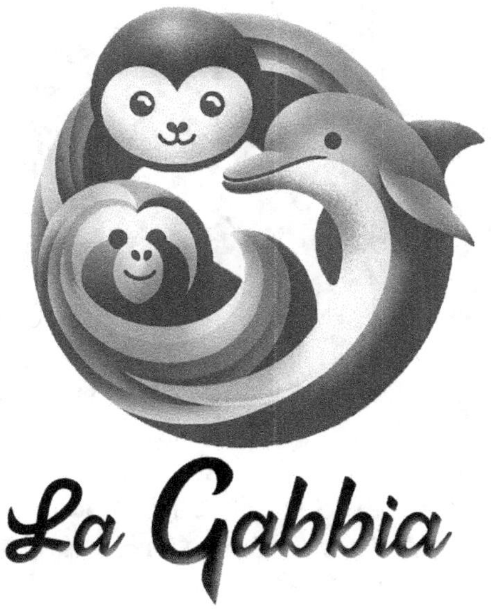

Vieni a trovarci su:
www.lagabbia.eu

NON SONO STATO IO!

LE RAGIONI PERCHÉ NON È MAI MAI MAI COLPA TUA

Dott.ssa Martina Valore

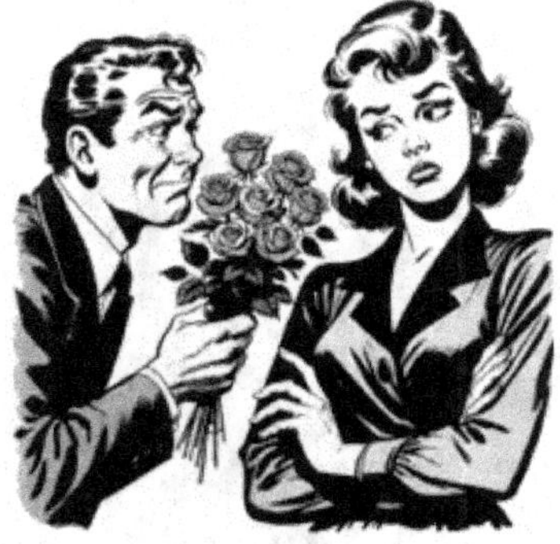

Da millenni, l'umanità ha perfezionato l'arte di evitare la colpa, un'abilità che ha raggiunto il suo apice nell'era moderna. Esploreremo le scuse più creative, le giustificazioni più intricate e le tattiche di deresponsabilizzazione più ingegnose mai concepite dall'uomo.

Un viaggio attraverso le scuse più famose, le strategie per evitare doveri e le tecniche di navigazione sociale che vi permetteranno di uscire sempre puliti, indipendentemente dalle circostanze.

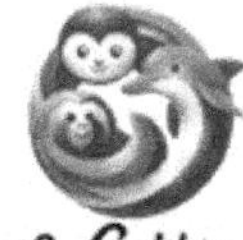

www.lagabbia.eu

Il tuo coinquilino è un incubo

SAGGIO DI ORDINARIO ORRORE DOMESTICO

Antonio Ossari

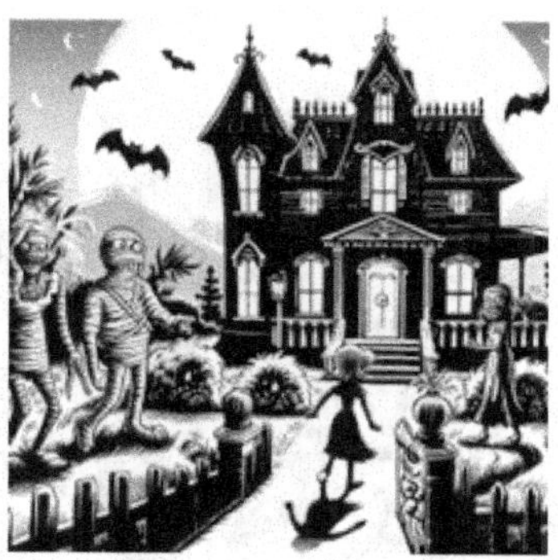

Benvenuti nel manicomio chiamato "convivenza"! "Il tuo coinquilino è un incubo: una breve storia di ordinario orrore domestico" è la tua guida di sopravvivenza in un mondo dove i coinquilini sembrano usciti da un film horror. Preparati a ridere, rabbrividire e imparare l'arte di convivere con Zombie, Lupi Mannari, Vampiri e altri orrori domestici. Perché quando la vita ti dà un coinquilino da incubo... è il momento di scrivere un libro esilarante a riguardo!

La Gabbia

www.lagabbia.eu

Seguici pure su: